健康・栄養系教科書シリーズ 12

公衆栄養学

人びとの健康維持・増進のために

黒川通典・森　久栄・今中美栄・中村絵美 著

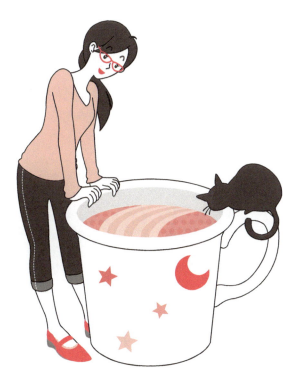

化学同人

はじめに

　現在，私たちはさまざまな情報が簡単に手に入れられる環境にあります．公衆栄養の分野においても，スマホを片手に最新の情報をもって議論することが可能になってきました．しかしよく考えてみると，それも巨人の肩の上に立って話をしている*にすぎません．この分野で活躍してきた先人たちのさまざまな業績を，心に十分に刻んでおくことはとても大切なことだと考えます．

　また近年では，公衆栄養を取り巻く環境が大きく変化し，栄養士，管理栄養士に求められる知識や技術はより高度に，かつ複雑化しています．健康・栄養問題の明確化，PDCAサイクルに基づく施策の推進はもとより，ソーシャルキャピタルを含めたネットワークづくり，健康危機管理能力などさまざまなマネジメント能力が求められています．

　本書では，過去から未来にかけての公衆栄養の流れに着目し，歴史や理論を単に知識として頭に残しておくだけではなく，あらゆる事象のなかで，どのような課題があり，どのように解決していったのかを理解し，課題解決のための公衆栄養プログラムを自ら作成できる問題解決能力を養うことをねらいとしています．しかし，短大，大学などでは学ぶことも多く，時間が限られています．そのため本書では効率的に学習できるよう講義の実態に即し，シラバス連動型の構成とし，15の章立てにしています．

　全体の学習目標としては，栄養士実力認定試験に合格できるレベルを目指していますが，管理栄養士国家試験にも対応できるように配慮しています．なお，各章ではルーブリック評価（学習到達状況を評価するための評価基準）にも対応できるようにS，A，B，Cの各段階における学習到達目標を示しています．さらに各章のはじめにはキーワードを示し，章末には練習問題を設けており，予習・復習の手助けとなるように配慮しています．

　公衆栄養の分野では法令や，法令に基づき策定された計画などを理解しておく必要がありますが，それらは改定されることも多いため，できるだけ最新の情報を得ることが大切です．そのため，これら情報については容易にインターネットから得られるようにURLを示し，また各自で検索できるように示してもいます．

　本書が栄養士・管理栄養士養成校での学びを助け，地域に貢献できる人材育成の一助になるよう願ってやみません．

　最後に，本書の出版にご理解を賜り，本書の刊行をサポートしていただいた山本富士子氏，岩井香容氏をはじめ化学同人編集部に感謝いたします．

2017年8月

著者を代表して
黒川通典

---

*先人の積み重ねた発見の上に，新しい発見をするたとえ．

目　　次

14章　健康・栄養指導のガイドライン　139

15章　諸外国の健康・栄養政策　147

1章

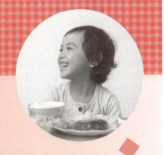

公衆栄養学の概念

······ CHAPTER GUIDANCE & KEYWORD ······

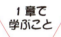

1章で
学ぶこと

公衆栄養学とは人びとが健康に暮らせることを目的とした学問です．しかし，個人の健康づくりだけを目指しているわけではなく，ヒトは地球に住み，生態系のなかで生活し，地域組織に属し，社会環境のなかで自らの健康を管理していかねばなりません．健康な社会づくりに必要な公衆栄養の概念を理解し，意義や目的があることを学びます．

1章の
キーワード

- ☐ 生態系　☐ 食物連鎖　☐ ヘルスプロモーション　☐ コミュニティ
- ☐ コミュニティ・オーガニゼーション　☐ エンパワメント
- ☐ ソーシャルキャピタル

1 公衆栄養学の意義と目的

　公衆栄養学とは，人びとの疾病の予防，介護の予防など健康に関する問題を地域や社会，国や国際社会の観点から考える学問である．そして**公衆栄養**は実社会において保健・医療・福祉あるいは介護のシステムの枠組みのなかで機能している．

　公衆栄養はおおまかに分けると 3 つの分野で構成されている．

　1 つめは生態学や疫学を中心とした学際分野である．とくに集団を対象として疫学的手法を用いた人間栄養学的な研究や調査を行い，国民や地域住民の食生活実態調査や，食生活や食文化が人びとの健康や疾病の予防とどのように関係しているかを研究し，望ましい食生活のあり方に関するエビデンスを蓄積する**栄養疫学**の分野は重要である．

　2 つめは政策としての公衆栄養である．公衆栄養活動の根拠の多くは法

本章の学習到達目標
公衆栄養学の概念と意義，目的を理解する
S　公衆栄養学の意義や目的を正しく説明できる
A　さまざまな制度と公衆栄養学の関係について説明できる
B　公衆栄養学の重要なキーワードを説明できる
C　公衆栄養学のいくつかのキーワードを知っている

律に求めることができる. **地域保健法**や**健康増進法**（第4章参照）では国や地方自治体の役割が記されている. 国や地方自治体は**ヘルスプロモーション**の理念に基づいてさまざまな行政計画を策定し,目標を設定し,健康づくりを行政施策として推進している.

3つめは政策をもとに健康施策を個人,集団,地域,国,国際社会など各種のレベルで生かすために,具体的に食生活に関する啓発活動や介入プログラムの企画・実施および評価を行う公衆栄養プログラムの実践的分野である. この分野で重要なキーワードが**コミュニティ**である. 近年では住民参加型のプログラムが重要視され,**コミュニティ・オーガニゼーション**,さらにその主要概念である**エンパワーメント**といった概念が取り入れられている.

公衆栄養活動を円滑に推進するために,このような理論や技術を身につけておきたい.

(1) 栄養生態学

生態系とは,ある地域の生物群集とそれを取り巻く環境を含めた全体とされる. また,1つの種に属する個体の集まりのことを個体群という.

生物は,その生態系のなかで常に生物間,あるいは生物と環境との間で物質やエネルギーのやりとりを行っている. 生物群集は,種という概念にとらわれないで,**生産者**,**消費者**,**分解者**に分類される. 生産者は,一次生産者,基礎生産者ともいわれ,**無機物**を材料にして**有機物**を合成する生物であり,緑色植物や一部の細菌をいう. 消費者は,生産者がつくった有機物を直接（植食動物）または間接（肉食動物）に消費する生物である. 分解者は,動植物の死体や排世物あるいはその分解物を分解し,有機物を再び生産者が利用できる無機物に戻し,物質循環の最終段階を担う生物である. 細菌類,菌類,原生動物などがそうである.

機能的には,消費者と分解者との間に本質的な差はない. 非生物的要素は,物理的・化学的環境であり,おもに水,空気,土壌である. 物質循環・エネルギーの流れでは,生産者には光（太陽エネルギー）,二酸化炭素,水,無機塩類,酸素が,消費者には食べ物（有機物）,酸素,水が重要な材料となる.

(2) 食物連鎖

食物連鎖とは,複数の種の個体群間において互いに「食べる・食べられる」関係をいう（図1.1）. 生産者は**クロロフィル**をもつ植物（高等植物,藻類,光合成細菌など）で,太陽エネルギーを活用し,無機物（二酸化炭素,水,無機塩類など）から有機物（炭水化物,たんぱく質,脂質など）を合成する. そのあと次の植食動物の食物源となる.

生態系
ecosystem

生物群集
biological community

個体群
population

食物連鎖
food chain

クロロフィル
chlorophyl

 ワンポイント

クロロフィル
葉緑体に含まれる緑色色素で,葉緑素ともよばれる. 光合成で中心的役割を担い,光エネルギーを吸収する.

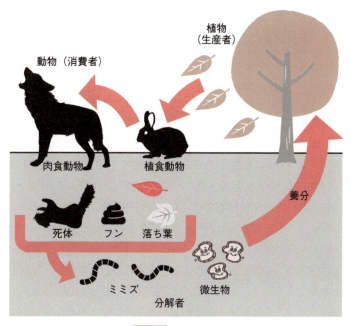

植物
（生産者）

動物（消費者）

肉食動物　　　植食動物

養分

死体　　フン　　落ち葉

ミミズ

微生物

分解者

図 1.1　食物連鎖

　植食動物（**第一次消費者**）は，さらに次の肉食動物（**第二次消費者**）の食物源となる．そして，このあとさらに高次の栄養段階の個体群の食物源となる．分解者あるいは還元者とよばれる微生物が，有機物を無機物に戻し，一巡回の物質循環が終わる．分解された物質は，再び生産者の栄養源となり，物質循環系が形成される．

　食物連鎖のなかで，より高次の栄養段階にあって，より大型になる場合を**捕食連鎖**といい，より小型になる場合を**寄生連鎖**という．寄生者は，宿主を生かしたままエネルギーや栄養素を得るものから，宿主を殺してしまうものまである．また，分解者である細菌類，菌類などを栄養源とする生物を腐食者とよぶ．ある植食（または肉食）動物が，食べ物を1つの植物（または動物）に限定しているものを**単食性**，限定していないものを**多食性**または広食性，植物・肉食・腐食のいずれの食性をも示すものを**雑食性**という．人間は雑食性である．

　こうした食物を中心とした循環型社会は，広義の，あるいは学際的な**栄養生態学**の領域といえる．

2 公衆栄養とシステム

(1) 保健システムと公衆栄養

WHO
World Health Organization,
世界保健機関

ヒトは生まれてからさまざまな時期を過ごす．**乳児期，幼児期，学童期，思春期，成人期，更年期，高齢期**にわたるライフステージのなかで，疾病や障害と一切無縁の人生を送ることは困難である．WHO*憲章の前文〔1946（昭和21）年〕に定義された「健康とは，身体的，精神的，社会的に，完全に満たされた状態であり，単に病気や虚弱でないことではない」という状態は，さまざまな解釈がなされているものの，理想論とされることも多い．今日では，一病息災といわれるように，なんらかの病気や障害を抱えながらも，健康に気を配れば長生きすることが現実的となっている．そのようなことからも，疾病予防はもちろんのこと，**QOL**の向上を目指した保健システムが機能する必要があり，公衆栄養は重要な役割を務める．

QOL
quality of life，生命の質，生活
の質，人生の質

公衆栄養にかかわるシステムとしては，

- 周産期における妊婦，胎児，乳幼児に対する**栄養マネジメント**
- 学校・保育所における栄養教育と**食育**
- 学校・保育所・福祉施設・産業職域の場における**給食管理**
- 産業保健として職業病ないし職業関連**疾患の予防**
- 成人保健として**生活習慣病**の予防，欠食・過剰な**ダイエット**の予防
- **健康日本21**の推進
- **特定健康診査，特定保健指導**への関与
- 保健所・保健センターにおける**栄養改善活動**
- **食中毒，食品衛生**に関する業務
- 震災そのほかの災害時の支援
- 放射性物質による食品汚染問題とその対策，健康危機管理

などさまざまである．

(2) 医療制度改革と公衆栄養

わが国の医療制度は，国民皆保険（かいほけん）によりすべての国民が同じ品質の医療サービスを受けることができる．これは，世界でも有数の医療サービス制度である．しかし**少子高齢社会**が進むとともに，わが国の医療費は増加の一途をたどっている．そのために医療費の抑制は国家的な課題であり，2002（平成14）年の健康保険法改正を発端に，厚生労働省から2005（平成17）年に医療制度改革大綱が示された．

医療制度改革は，**保健医療システムの改革，診療報酬体系の改革**，そして**医療保険制度の改革**の3分野の構造改革を骨子としている．公衆栄養は

保健医療システムの改革ととくに関係が深く，生活習慣病の増加に対して国として健康づくり，疾病予防の推進を行い，一次予防に重点を置いた対策を進めるものである．**健康増進法**（2002年）もこういった背景から生まれた．たとえば，食生活，運動，休養，喫煙，飲酒，歯の健康保持，そのほかの生活習慣に関する正しい知識の普及，都道府県健康増進計画および市町村健康増進計画の策定，国民健康・栄養調査の実施，地方公共団体による生活習慣の改善に関する事項についての相談・保健指導の実施，特定給食施設における栄養管理，特別用途表示および栄養表示基準など，公衆栄養活動の多くがこの法律に盛り込まれており，わが国の医療制度システムの改革の大きな柱の一つを担っている．

(3) 福祉・介護システムと公衆栄養

高齢者福祉については，**介護保険制度**を中心に，訪問介護や訪問看護などの**訪問サービス**，デイサービスなどの**通所サービス**，ショートステイなどの**入所サービス**など，さまざまなサービスの提供体制が整っている．在宅でもさまざまなサービスが受けられるようになってきており，病院での高齢者の長期入院の抑制にもつながっている．

高齢者が**寝たきり**になって要介護状態にならないようにするため，公衆栄養活動においても，高齢者の**食の自立**を助け，良好な栄養状態を確保することによる**介護予防活動**が重要となってきている．

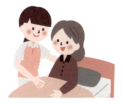
訪問サービス

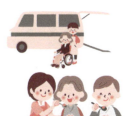
通所サービス

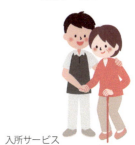
入所サービス
さまざまな高齢者福祉

3　公衆栄養活動の目的：さまざまな公衆栄養活動

公衆栄養活動はさまざまな目的と機能をもっている．

(1) 生態系保全のための公衆栄養活動

人間は，地域生態系のなかで自然環境を利用し自然環境の影響を受けながら，多様な食生活を営んでいる．大量生産，大量消費，大量廃棄といった循環は，地球規模の食料問題やわが国の**食料自給率**の低下，**食品ロス**の増加などを引き起こし，ひいては生態系のアンバランスや環境破壊，CO_2増加による地球温暖化にもつながる．エコクッキング，**地産地消**，**フードマイレージ**を考えた食品入手のように，生態系保全を考慮した公衆栄養活動が実践されている．

(2) 地域づくりのための公衆栄養活動

公衆栄養活動は，地域住民の栄養・食生活の課題解決を目的としたものであるため，地域住民が主体となることが望ましい．そのためには地域づ

ワンポイント

地産地消
地元でつくられたものを地元で消費すること．

フードマイレージ
食料の輸送量に輸送距離を掛け合わせた指標．単位は t・km（トン・キロメートル）．これと似た指標の，食料自給率は距離の概念を含まない．

くりを意図した公衆栄養活動が重要である．地域住民が主体的に組織的な活動を行うことを**コミュニティ・オーガニゼーション**という．地域住民が地域の問題を解決し，目標を達成していく過程で地域住民の組織化を進めていく必要がある．

　地域づくりを推進する理由の1つに**ソーシャルキャピタル**という概念がある．ソーシャルキャピタルとは，社会的なつながりや社会全体の人間関係の豊かさ，すなわち地域の結束力を表す．ソーシャルキャピタルが高い地域に住んでいる人ほど，健康度が高いことがわかっている．住民主体の地域づくりのために，ソーシャルキャピタルを育て活用するようなはたらきかけを行う必要がある．たとえば，保育園の地域開放講座や，行政の離乳食講習会に参加した母親たちが，講習会終了後も自助・共助のために自らネットワークをつくり，食を体験する機会や食の自主学習会を設けるようなしかけづくりである．

　ソーシャルキャピタルの醸成，活用にあたっては，従来の家庭・地域・行政だけでなく，企業，学校，保育所などと連携し，地域のネットワークを広げていくことも鍵になる．

(3) ヘルスプロモーションのための公衆栄養活動

　ヘルスプロモーションとは，WHOが1986年の**オタワ憲章**において提唱した健康戦略で，「人びとが自らの健康をコントロールし，改善することができるようにするプロセス」と定義されている．

　健康とは，生きる目的ではなくて毎日の生活のための資源であり，肉体的な能力以上の積極的な概念であるとしている．また，ヘルスプロモーションでは**QOLの向上**を目的としている（図1.2）．「疾病をなくす＝健康になる」ことだけにとらわれず，たとえ疾病を抱えていても自己でコントロールし，豊かな人生を歩むことは可能である．

　ヘルスプロモーション活動の特徴は，住民が主体となって地域活動を強

ワンポイント

保育園の地域開放講座

保育園が，地域の子育て世代の親子を対象に，園庭解放や子育て講座，親子クッキングなどのイベントを開いて，子育て支援などのための地域貢献を行っている取組み．

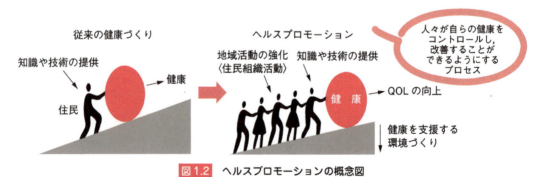

図1.2　ヘルスプロモーションの概念図

厚生労働省，「平成23年版　厚生労働白書　資料編」，p. 63（http://www.mhlw.go.jp/wp/hakusyo/kousei/11-2/kouseidata/PDF/23010220.pdf）より改変．

化することと，健康を支援する環境を整備することである（図1.2）．つまり，住民個々人への知識や技術を提供しスキルアップするだけでなく，周囲や地域みんなで個々人を支える力を強化し，行政は健康を支援する環境を整備して，住民の健康行動を維持・向上しやすくすることである．これらの活動により，「すべての人びとがあらゆる生活舞台（労働，学習，余暇そして愛の場）で健康を享受することのできる公正な社会の創造」を健康づくり戦略の目標としている．

現在，**健康日本21**や**健やか親子21**などの日本の健康づくり施策では，ヘルスプロモーションの考え方をもとに公衆栄養活動が展開されている．

（4）エンパワーメントのための公衆栄養活動

エンパワーメントとは，自己管理能力もしくはそれを獲得する過程のことをいい，公衆栄養活動分野では，個人や集団地域が健康を維持増進し好ましい状態へと自己管理していこうとする力のことである．公衆栄養活動では，個人・組織・集団のエンパワーメントを高めるような教育・支援が必要となる．

前述したように，公衆栄養活動では住民主体による地域づくりを意識したはたらきかけをし，ソーシャルキャピタルを育み活用することが重要である．これらは互いに関連しており，エンパワーメントが高まるとソーシャルキャピタルが育ち，主体的な組織化活動を促す，という好ましい循環となる．

（5）疾病予防のための公衆栄養活動

現在わが国では，がん，脳卒中，心臓病などの生活習慣病が増加してい

健康って何？

WHOの定義があるけど，単に病気じゃないというだけではないんだ．みんなが健康になるためにさまざまな法律や制度，システムがあるんだ．そして公衆栄養では，食の分野から健康社会を目指しているんだよ

レベルアップへの豆知識

健やか親子21

健康日本21の一部として，母子保健部分については「健やか親子21」として国民運動を展開している．2001（平成13）年から10年間計画に取り組み，4年間延長した．健やか親子21（第二次）では2015（平成27）年から2024（令和6）年の計画である．

ワンポイント

特異的予防

特定の疾病に対する予防のこと．予防接種は，特定の疾病の予防のために，特定の疾病の抗体をつくるためのワクチンを接種している．結核予防のためのBCG接種，乳児のビタミンK欠乏性出血症（とくに頭蓋内出血）予防のためのK_2シロップ投与など．

表1.1　疾病予防の段階

予防の種類と段階		例	
一次予防 疾病の発症を予防する	第一段階	健康増進	食事摂取基準で食塩摂取量の目標値を設定している
	第二段階	特異的予防	減塩が脳卒中予防に有効であることを啓発する
二次予防 疾病を早期発見・早期治療し，重症化を予防する	第三段階	早期発見・早期治療	健康診断で血圧を測定する
	第四段階	重症化予防	保健センターで減塩教室を開く
三次予防 発症後，リハビリテーションなどによって再発や障害の進行を予防する		再発防止	病院で高血圧教室を開く
	第五段階	リハビリテーション（機能回復）と社会復帰	脳卒中後，嚥下困難になった人の家族に，低栄養予防のための栄養指導を実施する

る．生活習慣病には栄養や食が密接に関連するため，疾病予防のための公衆栄養活動への期待は大きい．

　疾病予防は，一次予防，二次予防，三次予防の3段階で行われている（表1.1）．

→ p. 5〜7 参照

練 習 問 題

1 地域における公衆栄養活動に関する記述である．誤っているのはどれですか．
(1) 地球生態系への影響を考慮する．
(2) ソーシャルキャピタルを育てる．
(3) ヘルスプロモーションの考え方を重視する
(4) 疾病のある者に対する治療の支援を第一の使命とする．
(5) エンパワーメントを高める支援を行う．

→ p. 5〜7 参照

2 公衆栄養活動に関する記述である．誤っているのはどれですか．
(1) 生態系のなかで寄生連鎖は宿主を殺してしまうことがある．
(2) 生態系を保全するため，食品廃棄ができるだけ少なくなるようにする．
(3) ヘルスプロモーションでは，環境が健康に影響を与えないものとしている．
(4) ヘルスプロモーションではQOLの向上を目的としている．
(5) 地域住民が主体的組織活動を行うことをコミュニティ・オーガニゼーションという．

演習

新聞記事や，ネットニュースから公衆栄養活動と考えられるものをピックアップしてみよう．

2章

公衆栄養のマネジメントサイクル

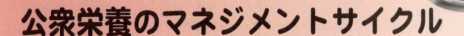

・・・・・・・・・・・ CHAPTER GUIDANCE & KEYWORD ・・・・・・・・・

2章で学ぶこと

公衆栄養学におけるマネジメントでは，対象集団の栄養状態を把握し，アセスメント（評価）することが大切です．そのアセスメントをもとに，地域の栄養状態の課題を抽出し，それらを改善するための計画を立て，実施する．さらに実践結果を評価し，次の計画に反映させるという繰返し（サイクル）の計画が基本となります．
　ここではその具体的な手法を学びましょう．

2章のキーワード

☐ 公衆栄養マネジメント　　☐ 公衆栄養アセスメント　　☐ PDCA

---

1 公衆栄養マネジメントの概念

　公衆栄養とは，**公衆**（国民）**衛生**（生命と生活を守る）のもと，国民の生命と生活を**栄養学**（食事や栄養）により，守ることである．管理栄養士・栄養士は，その使命を担う専門職として，学んだ知識を地域社会で活用し，広めるよう努める．

　地域社会で健康づくりを中心とした栄養サポートを展開していくためには，対象となる地域社会の特徴をしっかりと把握することにより，**明確な目的**を設定し，その目的を達成するためのより**具体的な計画**を立てることが大切である．また，その計画が，**実際に実行できる内容**かどうか検討し，実施後は，目的が達成できたか，計画に問題はなかったか，対象者には伝わったか，などの**点検・評価**を行う必要がある．改善点があれば，**次回の計画**を立てるときに活かしていく．このような一連の運営管理の流れのことを**マネジメント**という．

本章の学習到達目標

S 公衆栄養マネジメントの意義や目的を正しく説明できる

A 公衆栄養アセスメントの目的や方法について説明できる

B 公衆栄養活動についてPDCAサイクルを使って説明できる

C PDCAサイクルが理解できる

（1）公衆栄養マネジメントとは

　公衆栄養マネジメントとは，地域社会の人びとの健康づくりのための栄養啓発活動を行う計画実施を運営管理することである．では，具体的に栄養マネジメントの基本的な流れを考えてみよう．

【A：食事評価（アセスメント）（食事摂取状況のアセスメント）】

　エネルギーおよび栄養素の摂取量が適切かどうかを評価する．

- 対象地域の人びとの食事状況の特徴を把握する
- 食事記録表や食品摂取頻度調査，食習慣調査などを行う
- 対象地域の人びとの栄養状態を評価する

【P：Plan（計画）】

　食事評価に基づき，目標値を設定し，計画を立てる．

- 栄養状態の評価の結果から過剰や不足しているエネルギー量や栄養素を決める．
- 明確な根拠を定めて，エネルギーや栄養素の改善目標の値を決める
- 目標達成のために必要な栄養の指導やサポートの具体的な計画を立てる

【D：Do（実施）】

　立案した計画を実施する．

- 計画を実施するための確認ポイント
- 実施のための時間や場所・人材，物品，費用は適切かどうか
- 実施の後の点検・評価，フォローの計画は整っているか

【C：Check（検証）】

　目標値は達成したか，またその値は妥当であったかを検証する．

- エネルギー量や栄養素摂取量の目標値は達成できたか（結果評価）
- 計画は予定どおり実施できたか（経過評価）
- 対象地域の人びとの改善行動はみられたか（影響評価）

【A：Act（改善）】

　検証結果に基づいて，実施計画を改善する．

- Check（検証）の結果から，課題にはどのようなことがあるか
- 課題解決をするには，さらにどのような取組みが必要か
- 課題解決内容を次回の計画立案や実施計画に活かす

　以上のような基本的な流れにより，地域社会の健康づくりのために，公衆栄養マネジメントが行われている．この基本的な流れを**PDCA**という（図2.1）．

（2）公衆栄養マネジメントサイクル

　地域社会のなかのさまざまなところで，公衆栄養マネジメントは公衆栄

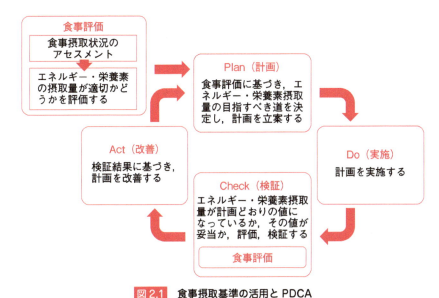

図 2.1　食事摂取基準の活用と PDCA

厚生労働省,「日本人食事摂取基準（2015 年版）」, 日本人の食事摂取基準策定検討会資料, p. 21 より.

養活動に活かされている．公衆栄養活動を担っている行政機関の中心は保健所や市町村の保健センターである．

　たとえば，食塩摂取量の多い地域では，「減塩教室」や「うす味料理講習会」などが開催されている．エネルギーの過剰による肥満が課題の地域では，低エネルギー料理教室や，消費エネルギーを増やすことを目的とした「あるけあるけ教室」など，また，やせ志向の若い女性の鉄の摂取量の不足が課題であれば，「簡単貧血予防料理教室」など，地域の栄養士・管理栄養士の活躍は多岐にわたる．

　健康づくりをはじめとする公衆栄養活動とは，短期間の栄養の指導やサポートで必ずしも達成できるものではない．逆に，長い期間をかけて地域の人びとの食習慣を理解し，改善の意義を訴えかけ，改善行動のための知識や技術を伝え続けて初めて効果の現れてくるものである．そのためには，計画実施の繰返しが必要である．その計画の繰返しをより効果的に運営管理するために行われるのが，**マネジメントサイクル**という考え方である．

　マネジメントの基本の流れは，図 2.1 に示したとおりであり，これの繰返しにより計画実施の効果が上がっていく．このような流れを **PDCA サイクル**（図 2.2）とよぶ．

　この PDCA サイクルをもとに，十分な対象地域の栄養アセスメント（食事評価）をより効果的に運営管理を行うことを**栄養マネジメントサイクル**（図 2.3）という．

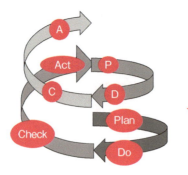

健康づくりに向けての栄養マネジメントは長い旅と同じです.

地域の方がたにとっても,栄養士にとっても,山あり,谷ありの道のりです.

計画して,実施をして,反省して,練り直しての繰返しです.

図2.2 PDCA サイクル

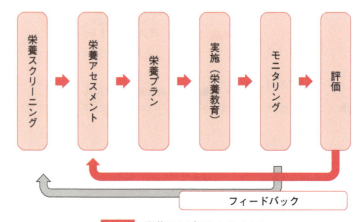

栄養スクリーニング → 栄養アセスメント → 栄養プラン → 実施（栄養教育） → モニタリング → 評価

フィードバック

図2.3 栄養マネジメントサイクル

今中美栄ほか,『栄養教育論——健康と食を支えるために』〈はじめて学ぶ健康・栄養系教科書シリーズ⑧〉,化学同人（2015）,p. 38 より.

2 公衆栄養プログラムの立案

（1）公衆栄養アセスメント

　公衆栄養マネジメントにおいてはまず,地域の人びとの食生活や食事摂取状況,栄養状態を**アセスメント（評価）**することが重要である.

　公衆栄養活動では,活動後にもアセスメントを行い,改善効果の有無などの判定・評価を行わなければならない.活動前後のアセスメントを行い,しっかりと成果を証明することで,初めて栄養士としての専門性が認められるものと考えよう.

（2）公衆栄養アセスメントの目的

　公衆栄養アセスメントでは,地域に暮らす人びとの栄養状態を把握し,対象に応じた公衆栄養活動を展開することが目的となる.人びとの栄養状態とは,

- 食生活状況や身体状況から得られる情報により，エネルギー摂取の過剰
  や不足を評価する
- 皮膚や髪の状態，血液や尿，便などから栄養素の不足を評価する
- 食習慣や疾病状況などとの関連を評価する

ことをいう．これらの個人のアセスメントから対象地域で該当する人の
割合をアセスメントすることで対象地域の人びとに対する教育・行動改善
の課題を導きだすことができる.

(3) アセスメントの方法

アセスメントの方法には，基本的に「身体計測」「臨床診査」「臨床検査」
「食事調査」の4項目があげられる．どのような場合にどの評価方法が適
当であるかを考えてみよう.

① 摂取エネルギーの過不足を間接的に評価する場合（食事評価が難しい場合）

(a) 身体計測（表 2.1）
- 身長・体重による体格指数（BMI）を用いる（表 2.2）
- カウプ指数（表 2.3）や成長曲線により評価する（乳幼児；3カ月〜5歳）
- ローレル指数（表 2.4）により評価する（学童期）
- 上腕周囲長，下腿周囲長から評価する（高齢者）

などがある.

② 栄養素摂取量の過不足を間接的に評価する場合

(b) 臨床診査
- 視診・触診などから健康状態を評価する（顔色，肌荒れ，むくみ，爪の
  状態，髪の状態，舌の状態，体温など）（表 2.5）

BMI

body mass index,
肥満度を表す体格指数.
体重(kg)÷身長(m)÷身長(m)

表 2.1 身長評価法のそれぞれの計算式

身体評価法	計算式
BMI	体重 (kg)/身長 (m)^2
カウプ指数	体重 (kg)/身長 (cm)^2 × 10^4
ローレル指数	体重 (kg)/身長 (cm)^3 × 10^7
上腕周囲長	21 cm 以下の場合は，筋肉量低下に該当する
下腿周囲長	28 cm 以下の場合は，筋肉量低下に該当する

表 2.2 BMI の判定基準

指標（kg/m^2）	判 定
18.5 未満	やせ
18.5〜25.0 未満	標準
25.0〜30.0 未満	肥満ぎみ
30.0 以上	肥満

表 2.3 カウプ指数の判定基準

指標（kg/cm^2）	判 定
13 未満	やせ
13〜15 未満	やせぎみ
15〜18 未満	標準
18〜20 未満	肥満ぎみ
20 以上	肥満

表 2.4 ローレル指数の判定基準

指標（kg/cm^3）	判 定
100 未満	やせ
100〜115 未満	やせぎみ
115〜145 未満	標準
145〜160 未満	肥満ぎみ
160 以上	肥満

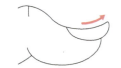

スプーンネイル（匙状爪）
爪がスプーンのようなかたちに
反り返ること.

| 表2.5 | 臨床診査からわかる栄養状態 |

診査項目	栄養評価
顔色	鉄分不足の場合，青白く，貧血傾向がうかがえる
肌荒れ	ビタミン A 不足，ビタミン B$_2$ 不足などによる乾燥肌など
むくみ（浮腫）	たんぱく質摂取不足などによる下肢など
爪の変形	鉄分不足などによる貧血が原因となるスプーンネイルなど
毛髪の状態	たんぱく質不足などによる枝毛や切れ毛など
舌の状態	鉄分や亜鉛摂取不足による栄養不足
体温	摂取エネルギー不足による，熱産生不足からくる冷え

③ 栄養摂取状況の過不足を検査データから評価する

（c）臨床検査

- 生化学検査（血液，尿，便など）や生理学検査（血圧，心電図，呼吸器など）（表2.6）

| 表2.6 | さまざまな生化学検査 |

検査項目	食習慣による機能障害など
γ-GTP	アルコールや炭水化物過剰摂取による肝障害
アルブミン	たんぱく質摂取不足による低栄養状態
LDL-コレステロール	獣鳥肉類などの脂質過剰摂取による脂質異常
糖	エネルギー過剰摂取による肥満などによる糖代謝異常
鉄分	肉や魚の摂取不足による鉄分不足からくる貧血

④ エネルギー・栄養素摂取量が目標量に近づいたかどうかをみる場合

（d）食事調査

- 食事記録表や食物摂取頻度調査，食習慣調査などの食事評価が用いられる（表2.7）.

| 表2.7 | 公衆栄養アセスメントでよく用いられる統計調査 |

調査法	調査内容
食事記録法	1日の食事の献立，食品材料，重量（目安量）を具体的に記入してもらう（秤量法，24時間思い出し法）
食物摂取頻度調査法	1週間または1カ月程度の期間に，どのような食品をどのような頻度で食べたか選んでもらう（FFQ）
食習慣調査法	味の好みや嗜好品の摂取量，食事量やよく食べる食品，食行動などについて尋ねる

FFQ
food frequency questionnaire,
食物摂取頻度調査法

⑤ その他

- 対象者評価：健康意識や保健行動の改善評価など（表2.8）
- 環境評価：野菜惣菜の商品数の増加，栄養表示のある店舗数の増加など（表2.9）

表2.8	対象者の健康意識や保健行動の評価

意識や行動	内容例
健康意識	食事摂取や野菜摂取に心がけている
運動行動	1日1万歩を目指して歩くようにしている
食行動	よく噛むように，腹八分目を心がける

表2.9	地域の環境評価

環　境	内容例
商店数	食品購入場所が，住宅の近くに多くあるか
流通状況	常に新鮮な材料が手に入るか
栄養表示	栄養価や添加物についての表示があるか

3 地域・集団のアセスメント

地域や集団のアセスメント方法としては，実際に集団を対象にした実態調査と，すでに調査された結果を使って分析する文献調査がある．

実態調査でよく用いられるのが**質問紙調査（アンケート調査）**である．質問紙調査には，自分で記入する自記式調査法，聞き取りを行う面接調査法や電話調査法などがある．**文献調査**では既存資料を活用することになるが，既存資料には行政機関が公表している統計資料などがある（表2.10）．

表2.10	公衆栄養アセスメントに活用できるおもな既存資料

管　轄	資　料	内　容
厚生労働省	人口動態統計	出生数，死亡率，死因別死亡率，年齢調整死亡率，婚姻，離婚など
	国民生活基礎調査	世帯構成，所得金額，通院者の状況，要支援・介護者世帯状況など
	国民健康・栄養調査	栄養素等摂取状況，身体状況，生活習慣状況
農林水産省	食料需給表	供給純食料，供給栄養量，エネルギー産生栄養素比率，食料自給率
	食品ロス統計調査	食品使用量・ロス量，食べ残し状況（世帯・外食）
文部科学省	学校保健統計調査	体格（身長・体重・胸囲・座高），おもな疾患，う歯の処置状況
	体力・運動能力調査	運動能力（握力・反復横とびなど），体力診断
総務省	国勢調査	世帯状況（種類・世帯員数・住居面積など）
自治体	都道府県等県民健康・栄養調査	地域に応じた調査を実施

練習問題

1 公衆栄養マネジメントに関する記述である．正しいものはどれですか． → p.9〜12参照
   (1) 住民の経済状態を中心に立案する．
   (2) 地域や組織を対象として考える．
   (3) 対象者のADL（日常生活動作）の向上を図ることが目的である．

公衆栄養のマネジメントサイクル

（4）専門家の研究活動が目的である．
（5）事前より事後のアセスメントが重要である．

→ p. 11, 12 参照

2 公衆栄養活動に関する記述である．正しいものはどれですか．
（1）対象集団の二次予防を最優先に考える．
（2）地域の環境問題への影響も考慮する．
（3）交通網や店舗数は地域のアセスメントには含まない．
（4）栄養士が活動の中心的役割を担うことが望ましい．
（5）住民の正しい知識の定着を重視する．

→ p. 12〜15 参照

3 公衆栄養アセスメントに関する記述である．正しいものはどれですか．
（1）個人の食生活の課題を明らかにすることである．
（2）食事記録法による食事調査方法が最も適している．
（3）アセスメントを行う目的を明確にする．
（4）住民の意見を聞くことは望ましくない．
（5）伝統文化や行事などは含まれない．

演習

1 保健所や保健センターで行われている栄養士の活動や教室などを公衆栄養マネジメントの流れにそって，どのような人がかかわっているか調べてみよう．

2 あなたの住んでいる市町村の BMI 25 kg/m^2 以上の人びとの割合を調べよう．

3章

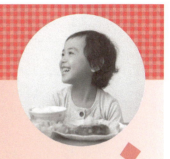

公衆栄養プログラム

・・・・・・・・・・・ CHAPTER GUIDANCE & KEYWORD ・・・・・・・・・・・

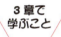

3章で学ぶこと

　公衆栄養活動として地域住民の栄養改善をはかるには，保健所や保健センターの栄養士や担当者だけが実施するのではなく，効果的に推進するために地域住民の協力など，さまざまな要因が関連します．そうした地域の要因を含めて計画，実行，評価するためのモデルとして，プリシード・プロシードモデルがあります．

　プリシード・プロシードモデルを理解して，公衆栄養プログラムを立案できるようにしましょう．

3章のキーワード

□ プリシード・プロシードモデル　□ 栄養アセスメント
□ 国民健康・栄養調査

1　公衆栄養プログラムの目的

　公衆栄養プログラムでは，まず地域の**アセスメント**（**評価**）を行うことが大切となる．それぞれの地域の特性や環境要因を評価して（**公衆栄養アセスメント**），地域の人びとの健康を守るための計画を立案することが必要である．

　公衆栄養プログラムの真の目的は，地域住民の健康の保持増進である．そのためには，人びとの生活習慣や健康行動の改善だけでなく，食環境や食品流通，施設設備の改善など，健康行動を促すための環境づくりも重要な課題となる．

本章の学習到達目標

S　公衆栄養プログラムをプリシード・プロシードモデルにより立案できる

A　公衆栄養プログラムの具体例について，プリシード・プロシードモデルにより説明できる

B　プリシード・プロシードモデルを説明できる

C　プリシード・プロシードモデルを理解している

予習・復習のポイント
プリシード・プロシードモデル
とは何なのかを理解する.

2 プリシード・プロシードモデル

　長期的に考えていく必要のある地域の健康づくりのプログラムを計画どおりに成しとげるためには，長期目標（大目標），中期目標（中目標），短期目標（小目標）を明確に設定し，それぞれにアセスメントを行いながら，段階的にマネジメントサイクルを回して積み重ねることで，成果につなげていく努力が重要である．このように，地域の特徴を調査し，課題を抽出し，現実に即した具体的な計画を科学的根拠に基づいて立案，実施，評価を行う理論モデルを**プリシード・プロシードモデル**（図3.1）という．

　プリシード・プロシードモデルとは，アメリカやカナダを中心に世界各地でよく用いられているヘルスプロモーションや保健プログラムの企画・評価モデルであり，公衆栄養マネジメントの基本的な流れを示したものである．地域調査（第1段階　社会診断）から，計画を立てる（第4段階　運営・政策・介入）までを**プリシード**（Precede：前準備），実施（第5段階）から結果評価（第8段階）までを**プロシード**（Proceed：実行）として表現している．

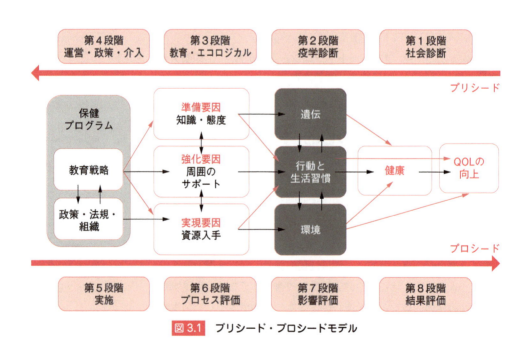

図3.1　プリシード・プロシードモデル

【プリシード（Precede：前準備）】

第1段階　社会診断

社会アセスメント（評価）を行うこと．対象となる地域住民の健康課題や食習慣，健康行動における改善の必要性などを評価する．また，その地域に生活する人びとはどのようなことを望んでいるか（ニーズ），個人の人生観や生活における QOL などをどのように考えているか，などを統計データやアンケート調査により調べる段階．

第2段階　疫学診断

疫学研究による地域のアセスメント（評価）を行うこと．地域の統計データを解析して，健康課題の要因をより具体的に絞り込む．さらに，健康課題と地域住民の生活習慣や健康行動などとの関連を検討する．これらより，健康課題を改善するための生活習慣や健康行動，また環境の整備などの目標を決定する．

第3段階　教育・エコロジカル（自然環境）　地域の健康課題を改善するための地域住民への知識や教育，情報提供にはどのようなものがあるかなどの教育目的を決定する．また，地域環境をどのように整えれば地域の健康課題を解決できるかを検討することにより，より良い環境改善のための目標を決定する．

第4段階　運営・政策・介入

公衆栄養プログラムを実施・運営するために必要な予算や人材，資源が整っているかどうか，また現行の政策や法規との関係や，運営組織内での促進要因や阻害要因などを明らかにする．さらに地域への介入方法が，対象となる人びとの受け入れが可能な状態であるのかどうか，についても検討する．

【プロシード（Proceed：実行）】

第5段階　実施

公衆栄養プログラムを実際に地域で実施する段階．実施においては，第1〜第4段階までのアセスメントをもとに，明確な目標を達成するため，効果的な介入策を選択，実施しているか，また現場や現状に応じて適切な実施内容であるか，などを評価する．

第6段階　プロセス評価

実際に地域住民などを対象に公衆栄養プログラムを実施していくにあたり，ある程度プログラムが進行しているところで，プログラムの進み方や進め方について評価を行う．プログラムの予定どおりに，対象者が集められたか，計画内容について人材，物品，予算に無理はないか，またスケジュール・日程などが計画どおりに進んでいるかなどを評価する．実施プログラムが経過するに従い，適切に運営されているか，プログラムの内容などを評価する．

第7段階　影響評価

公衆栄養プログラムが実施されていくなかで，対象となる集団または人びとが健康課題を解決することを目標とした教育や環境改善などの介入により，どのような影響を受けているか，介入を受けた人たちの行動変

容などを評価する．たとえば，ある地域での健康課題が食塩摂取を13 g/日をまず10 g/日に減量することを目標として，公衆栄養プログラムを立案し実施した場合を考えてみる．食塩が少なく，おいしい献立づくりを介入方法として教育した場合，対象の人びとが塩漬けの代わりに生魚を用いるようになった，毎食に摂っていた漬物を朝食だけにしてみたなど，実際の食塩摂取量減少につながる行動の変容などを評価する．

第8段階　結果評価

第1〜第4段階までで検討してきた対象地域での健康課題を解決するための目標が達成できたかどうか評価する．したがって，ここでは公衆栄養プログラムの立案時に決定した目標に対応するものを評価する．たとえば，BMI 30 kg/m^2 以上の人を14% → 10%に減らすのであれば，結果はBMI 30 kg/m^2 以上の人が何%になったか，3 kg/月の減量目的の場合，介入後3 kg/月の減量が達成できたかどうかが，結果評価となる．

③ 公衆栄養プログラムの計画

プリシードによる社会診断から地域の課題を分析し計画を立てる．

第1段階　社会診断
社会や地域の人びとの健康状態や食生活状況など，社会診断の根拠となるもの．

(a) 国民の健康の保持増進の推進活動を図るための基礎資料としての**国民健康・栄養調査**.

　①身体状況調査（身長・体重・血圧・血液検査，運動量など）

　②食生活状況調査（世帯状況，職業，食生活，身体活動，外食など）

　③生活習慣調査（食生活，運動，休養，睡眠，飲酒，喫煙など）

(b) 国勢調査・人口動態統計・静態統計

(c) 国民生活基礎調査

第2段階　疫学診断
① 疫　学

疫学,栄養疫学
第6章も参照.

疫学とは，人の集団を対象とし，健康課題の要因となるものを明らかにする研究であり，その研究結果を人びとの健康づくりに役立てる科学である．健康に関することでは，食生活・運動・休養・喫煙・飲酒などの生活習慣が大きな要因となる．たとえば，ある地域の肺がん患者の集団の過去の生活環境を調査すると，喫煙量の多い人や喫煙歴の長い人が多かったとする．いろいろな地域にも同じような結果が多くみられた場合，喫煙習慣は肺がんの発症に影響している可能性が高いと判断し，国や地域の政策に，喫煙対策を進めるための計画を立てる．

健康に関する要因は，栄養に関連するものが多く，とくに心筋梗塞や糖尿病など生活習慣病といわれる疾患では，食生活との関係を調べる疫学研究が多く進められている．

② 栄養疫学

肥満をはじめ，生活習慣病につながる食生活分野の健康課題については多く知られている．これらの食生活・食行動・栄養摂取状況などの栄養に関する疫学研究分野を**栄養疫学**という．栄養疫学では，ある地域の人びとの栄養摂取状況を調査し，栄養の過不足がまねく病気を予防することを目標として，さまざまな研究が行われている．たとえば，昭和初期では，東北地方に血圧の高い人が多かった．その地域の人びとの食生活を調査してみると保存食に頼る食生活だったこともあり，塩蔵品や漬物などが多く，食塩摂取量が多いという課題が抽出された．このことから，減塩運動が進められるようになった．また，近年では，エネルギーの摂りすぎによる肥満が多くの健康課題と要因となっていることはよく知られている．これらもさまざまな疫学研究の結果から，肥満が心筋梗塞や糖尿病の要因の一つであるとして，適正体重の人を増やす活動が進められている．

カルシウムの摂取不足と骨粗鬆症の発症リスクの関係，鉄分の摂取不足と貧血の関係，**神経管閉鎖障害**と葉酸摂取不足の関係など，栄養士として知っておく必要のある情報もこのような研究の結果である．

③ 疫学診断

疫学診断とは，疫学研究や栄養疫学研究の結果から，具体的にその地域で改善する必要のある**健康課題**を抽出し，改善の必要性や優先順位から**健康目標**を決定する．次にその健康目標を達成するために，何をどのように進めていくかについての**行動目標**や**環境目標**などを具体的に決定していく．（表 3.1，表 3.2）

疫学診断において，健康目標や行動目標，環境目標を作成する場合，栄養摂取状況は重要であるが，そればかりにとらわれることなく，どうすればその地域の人びとの行動が変容するか，食習慣や環境，生活行動を含めて，広い視野での行動目標設定が必要であることを忘れてはならない．

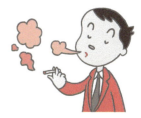

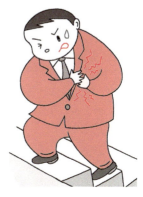

食生活，運動，喫煙，飲酒などの生活習慣は健康に大きく影響する

💡 ワンポイント

神経管閉鎖障害

胎児期に脳や脊椎などのもととなる神経管の発育が順調に進まない状態．神経管上部での障害では無脳症，下部では下半身麻痺などの症状が起こる．

公衆栄養プログラム

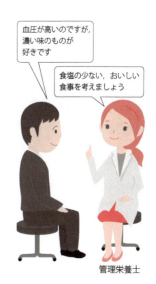

血圧が高いのですが，濃い味のものが好きです

食塩の少ない，おいしい食事を考えましょう

管理栄養士

表 3.1　疫学診断例①：カルシウム摂取量を増やして要介護者の減少をはかる

健康課題	・寝たきり予防 　・ほかの地域に比べて要介護者が多い 　・カルシウムの摂取量 600 mg/日を確保できている人が 40％
健康目標	・カルシウムの摂取量 600 mg/日を確保できている人を 60％にする
行動目標	・牛乳や小魚を毎日食べる習慣をつける
環境目標	・牛乳や小魚が手に入りやすい食環境を整備する

表3.2	疫学診断例②：脂肪の摂取量を減らして糖尿病患者の増加を止める	
健康課題	・糖尿病予防 　・ほかの地域に比べて糖尿病の患者数が多い 　・ほかの地域に比べて BMI 25 kg/m^2 以上の人が多い 　・脂肪エネルギー比率が 40% 以上の人が多い	
健康目標	・脂肪エネルギー比率が 19.5〜30% 未満の人を増やす	
行動目標	・脂肪の多い料理や菓子類の摂取頻度を減らす	
環境目標	・外食店や販売されている商品のエネルギー量の表示を進める	

第3段階　教育・エコロジカル（自然環境）

　地域住民の課題改善のための知識や態度などの**準備要因**，また地域や個人をサポートできる周囲のサポートの程度などの**強化要因**，さらにはそれらの要因を含めた教育や環境改善の計画の実施可能な資源（人材，物品，予算）などが入手可能であるかどうか，**実現要因**の3つのカテゴリーにおけるアセスメント（評価）を行う．

① 教　育

　第3段階は，どのような知識や情報を提供することにより生活習慣や健康行動の改善につながるか，どのような栄養教育や環境改善などの介入を行えばその地域での健康課題の解決につながるかということである．

　たとえば，食塩摂取と血圧との関係や体重増加と血圧との関係についての知識を提供する．その結果，食塩摂取量を控えること，体重増加を未然に防ぐことが，高血圧予防につながることを理解する．これらのように食習慣の改善を教育することによる行動変容を目的としている．

② エコロジカル

　個人の食行動の改善のみで，すべての食生活の改善が実施できるわけではない．新鮮な食品を購入したくても，食品店が遠方にしかなければ，保存のきく塩蔵品や加工食品に頼らなければならなくなるのは自然の流れである．食塩摂取量を低下することを目的とし，新鮮な食品を勧めたいのなら流通や販売環境を整備することも考えなければならない．

第4段階　運営・政策・介入

　ここでは，立案したプログラムが実際に実施可能かどうかをしっかり検討しなければならない．たとえば，地域住民全員に献立冊子を配布したくても，それだけの予算がなければ実施できない．また地域の料理教室を複数実施したくても指導者やサポートの人員が足りなければ，また調理室や器具がそろっていなければ，どれほど効果的な計画でも実施できない．

　また，より大規模に実施するには政策としての介入が求められる場合もある．実施に向けての運営方法や政策として実施するかどうか，どのよう

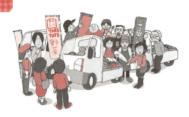

移動販売車が来れば高齢者も新鮮な食品を買うことができる

3章

な介入がより効果的で実施可能か，などについて評価を行う.

　計画に基づき公衆栄養プログラムを実施する．実施については第1段階の社会診断から第4段階の運営・政策・介入までの流れにおいて，その地域の健康課題を改善するための目標設定と計画を立ててきた．その計画を実施するためにはどのような条件や配慮が必要かを学んでいこう.

① 行動目標を達成するための介入

　広報などにより，参加者を募集して，地域の人びとに料理教室や栄養情報教育のための教室などに参加してもらわなければならない．実はここが最も難しいところである．より住民の人たちの興味を引くことのできる課題やテーマ，内容を設定しなくてはならない．広報やポスターなど，課題に最も適切な対象者がどこにいて，どうすれば目に留まりやすいかを考えて，効果的な媒体や場所に募集情報を掲載する必要がある（図3.2）.

　市町村が行う場合，地域新聞の広報欄の掲載する，地区ごとに設けられた掲示板にポスターを張る，市役所や保健センター，公民館のリーフレット棚を活用する，小・中学校へ児童・生徒から各家庭への配布を依頼する，また地域のテレビや新聞などのメディアを活用する，などの方法もある.

② 交通案内や交通手段への対応

　開催場所へどのように行くか，参加者が迷わないように最寄り駅からの道案内図や迷いやすい交差点などには，会場案内スタッフを置くことも必

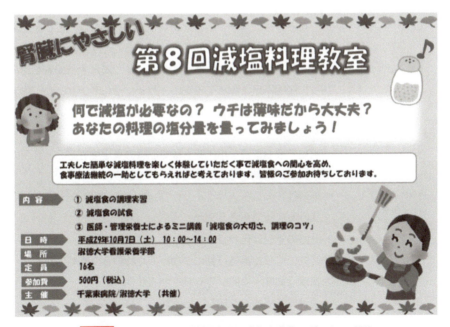

図3.2　減塩についての料理教室の参加者募集のポスター（例）

独立行政法人国立病院機構　千葉東病院 HP より.

公衆栄養プログラム

23

要に応じて考えていく．また，乳幼児や高齢者を対象とする場合の駐車場の確保なども配慮する．

③ 会場の環境整備

参加者が過ごす会場の居心地についても配慮しておきたい．温度や湿度は快適か，空調，照明，マイクの音量，パワーポイントやスライドは聞きやすく，見やすい状態になっているか，などである．椅子の配置や間隔も参加者の立場に立って考えることが大切である．

④ スタッフの教育

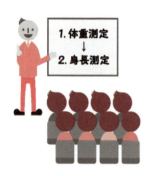

スタッフの教育は「実施」を成功させるためには欠かせない

参加人数が多い計画や，健診のように順次対象者が動いていくような流れのある計画では，関係者以外からもボランティアやアルバイトを募ることがある．このようにスタッフの知識や経験が異なる場合には，事前に必要な知識やスキルを身につけるための教育や，計画の目的や実施計画などの事前打ち合せなどが必要となる．

準備万端に整えていても，想定外のことが起こるのが，「実施」である．想定外のことが起こっても，迅速に対応できる心構えと応用力を備えておきたい．

⑤ 観　察

実施の流れが，目標に沿って計画どおり進んでいるかを観察しておかなければならない．たとえば，スケジュールは時間どおりに進んでいるかということは，非常に重要である．参加者は，それぞれ1日の予定の限られた時間のなかで参加していることを忘れてはならない．非常に良い内容の計画でも，スケジュールどおり開始し，終了しなければ，良い計画ではない．たとえば，講演や演習が長引きそうな場合は，どこを短縮して終了時間に合わせるかといった即座に判断することが実施運営には大切である．

また，スタッフの対応は適切かどうか．演者や参加者を待たせてしまったり，説明不足になって不安に思わせたりしていないか．講演や演習中にむだな動きで，参加者の視界や行動の邪魔になっていないかなども気配りの必要な点である．

実施で最も重要なポイントは参加者の満足度である．計画の目的に沿って対象者の行動をしっかり観察しておこう．

- 地域住民のニーズやウォンツ*に合った計画であったかどうか
- 興味をもってもらえたか
- 計画の意図は伝わったか
- 目的に応じた保健行動につなげてくれそうな感触はあるか
- 講演は興味深く聞いてくれているか
- 演習に積極的に参加しているか
- 活発な意見交換はできているか

公衆栄養プログラムは，保健行政などの計画側の一方通行では何の意味

*ニーズは目的，抽象的欲求，ウォンツは手段，具体的欲求．たとえば，「のどがかわいた」はニーズで，「オレンジジュースが飲みたい」はウォンツ．

3章

も結果ももたらさない．参加者に伝わって初めて意味をもつものであり，参加者の保健行動があり，その保健行動が地域に広がり，そして地域の健康課題の改善につながることが，公衆栄養活動の目標であることを忘れてはならない．

⑥ 評　価

　実施終了後，必ず実施についての良かったところ，改善したいところについて，反省会などの時間をもち，注意深く評価することが大切である．

　地域集団を対象とする公衆栄養プログラムの目標達成には，とても長い期間を要する．地域の生活習慣の変容を促すことにつながる計画なのだから，徐々に理解を深め，納得してもらい，並行して環境も整えていかなくてはならない．1度や2度の実施でそう簡単に変わるものではない．じっくり，ゆっくり，粘り強く，地域に根を張った活動に育てていくものである．繰返しの継続活動が必要である．

　実施後の評価結果は，公衆栄養プログラムをより効果的に継続していくPDCAサイクルを効果的に回すためのとても重要なものである（図3.3）．

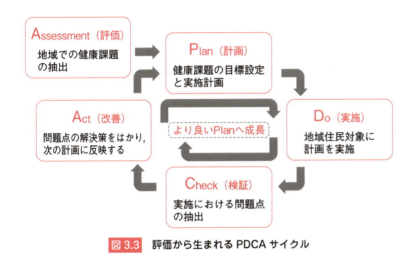

図3.3　評価から生まれる PDCA サイクル

4　公衆栄養プログラムの評価

　より良い公衆栄養プログラムを進めていくためには，実施後のプログラムの計画・運営の評価を具体的に何についてどのように評価するか，ということが重要になる．よく考えずに反省会を行い，毎回同じことの繰返しになっては，**PDCA サイクル**を効果的に動かすことはできない．評価においても，計画段階においても，何をどう評価するかの評価基準を設けておくことが望ましい．評価には，さまざまな方法がある．

公衆栄養プログラムの基本となる，プリシード・プロシードモデルでは，第6段階 プロセス（経過）評価，第7段階 影響評価，第8段階 結果評価ごとに具体的な評価を行い，計画・実施を評価する．

第6段階　プロセス評価

プロセス評価とは，プログラムの計画・運営・実施において，主催者側からみた反省点や課題はなかったかを評価するものである．

第7段階　影響評価

影響評価とは，プログラムの実施により，参加者や対象となる地域の人びとに対してなんらかの保健行動に関する影響を与えられたかどうかを評価するものである．

第8段階　結果評価

結果評価とは，公衆栄養プログラムを立案した基本となる健康課題の目標を達成できたかどうかを評価するものであり，公衆栄養プログラムの効果評価となるものである．

公衆栄養プログラムの最終的目標は，死亡率の減少や罹患率，有病率などの健康課題の改善が求められるものである．しかしながら，その結果を評価するのは，30年後，50年後となるかもしれない．実際に，国民健康づくり対策も10年計画で進められている．

では，1年や2年で結果がでないプログラムの評価をどうすればよいのだろう．栄養教育論でも学ぶ目標設定に，段階ごとに設定する方法がある．将来展望の長期的な目標を**長期目標（大目標）**とし，その長期目標を達成するために，まず現実的に改善できるだろう目標を**中期目標（中目標）**として立てる．その中期目標を達成するために，まず住民に対していまできることを**短期目標（小目標）**として実施計画目標を具体的に設定していく．

結果評価にも短期目標のためのPDCAサイクルがあり，中期目標のPDCAサイクルがあり，公衆栄養プログラム最大目標である長期目標のためのPDCAサイクルがあり，段階的に目標達成のための結果評価がある．

評価で大切なことは，それぞれのプログラムの目標の効果を判定する結果評価である．ここで，目的を誤ったり，目標設定を読み違えたりしてはならない．

長期目標，中期目標，短期目標を考える

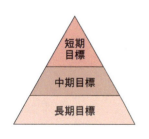

それぞれの目標にPDCAサイクルを設定する

練習問題

1 公衆栄養プログラムの立案に関する記述である. 正しいものはどれですか.　→ p. 20〜25 参照
(1) 目標設定は実施中の対象者の状況によって変更する.
(2) 評価計画はプログラム終了時に立案する.
(3) プログラムを立案する専門職を人的資源という.
(4) 地域の課題解決に向けての改善課題はより多く, 効果が高い.
(5) 結果評価をフィードバックしプログラムの修正を反映する.

2 公衆栄養プログラムの目標設定に関する記述である. 正しいものはどれですか.　→ p. 26 参照
(1) 目標設定は概要を決めることである.
(2) QOL は長期目標に対応する.
(3) 短期目標には知識の変化が重要である.
(4) 行動変容を促す具体的な目標設定が必要である.
(5) 目標設定には専門家の意見を尊重する.

3 プリシード・プロシードモデルに関する記述である. 正しいものはどれですか.　→ p. 18〜20 参照
(1) ヘルスプロモーションの考え方に基づいている.
(2) 第3段階の教育は学校・大学での専門教育である.
(3) 家族の協力は強化因子に含まれない.
(4) 実施可能な計画であったか事後評価する.
(5) 影響評価とは計画の進め方の評価である.

公衆栄養プログラム

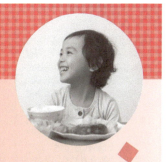

4章

公衆栄養活動の進め方

・・・・・・・・・・・・・ CHAPTER GUIDANCE & KEYWORD ・・・・・・・・・・・・・

4章で学ぶこと

　公衆栄養活動が地域でどのように行われているかを学びます．都道府県（保健所）と，市町村（保健センター）の業務の違いを把握しておきましょう．
　健康づくり，栄養・食生活の改善に対して，地方自治体が何を行っているかを学ぶとともに，卒業後，栄養士（行政栄養士に限らず）としてどのように公衆栄養活動にかかわっていけばよいか考えてみましょう．

4章のキーワード

□ 行政栄養士業務の基本指針（地域における行政栄養士による健康づくりおよび栄養・食生活の改善の基本指針）　□ 保健所設置市　□ 保健所
□ 保健センター　□ ヘルシーメニュー　□ ソーシャルキャピタル
□ 食生活改善推進員　□ 栄養ケア・ステーション

① 公衆栄養行政

　わが国の公衆栄養活動を担当しているおもな省庁は，内閣府（消費者庁），厚生労働省，文部科学省，農林水産省である．

（1）内閣府

① 内閣府

　少子化対策，男女共同参画，子ども・若者育成支援などの国の政策の重要項目を担当するほか，複数省庁に横断的に関係する項目を担っている．食育推進業務はその1つであったが，内閣府業務の見直しにより2015（平成28）年4月に農林水産省に移管された．

本章の学習到達目標

S　地域における公衆栄養活動の内容について，連携・協働の重要性を踏まえて説明できる

A　都道府県保健所設置市と市町村の健康づくり，栄養・食生活の改善に関する役割を理解できている

B　保健所と保健センターの違いを理解し，具体的な栄養士業務がいえる

C　公衆栄養にかかわる担当省庁と担当業務を知っている

29

　内閣府には消費者庁が外局として設立されている．消費者庁は，食品偽装や輸入冷凍食品への毒物混入，事故米流用などの問題が相次いだあとの2009（平成21）年に，消費者行政に関する事項を一元化するためにできた．**食品安全基本法**を根拠としての食品の安全に関することや，**食品表示法**による食品の表示に関する事項について所掌(しょしょう)している．

(2) 厚生労働省

　厚生労働省の厚生分野は公衆栄養業務に最も関係が深く，健康づくり，栄養・食生活の改善に関する次の内容を執り行っている．

- **健康増進法**や**地域保健法**による保健の向上，生活習慣病の対策
- **栄養士法**による栄養士・管理栄養士に関すること
- **食品衛生法**などを根拠とした食品の安全確保による国民の健康保護
- **母子保健法**による児童や妊産婦などの保健の向上や栄養改善
- **介護保険法**などを根拠にした高齢者介護・福祉施策の推進
- **高齢者の医療の確保に関する法律**などを根拠にした医療保険制度および後期高齢者医療制度
- **障害者総合支援法**などを根拠にした障害者に対する医療保健に関すること

(3) 文部科学省

　文部科学省では，2015（平成27）年に外局としてスポーツ庁が設置され，スポーツ・青少年局が廃止された．このため公衆栄養活動と関連ある項目は，おもに初等中等教育局で行われている．初等中等教育局の健康教育・食育課では，食育基本法（農林水産省所管），学校保健安全法，学校給食法などを根拠にした，学校保健，学校安全，学校における食育の推進・学校給食の充実，栄養教諭制度などの業務を担当している．

(4) 農林水産省

　農林水産省では，食料・農業・農村基本法に基づき**食料需給**を所管している．2016（平成28）年4月より，**食育基本法**に基づく食育の推進業務は，内閣府から農林水産省が所掌担当することになった．**食生活指針**，**食事バランスガイド**も農林水産省が担当している．また，消費・安全局での**トレーサビリティ**などの食品の安全性に関すること，産業局での**JAS法**に基づいたJAS規格の企画・立案を行っている．

ワンポイント

外　局

内閣府や省に置かれる国の行政機関．委員会と庁があり，特殊な任務を所管する行政機関．

ワンポイント

トレーサビリティ

物品の流通経路を生産段階から最終消費段階あるいは廃棄段階まで追跡が可能な状態をいう．トレーサビリティシステムの例としては，BSE問題による対応で，2004（平成16）年に牛肉トレーサビリティ法が施行された．国産牛肉については，牛の出生から食肉処理場で処理されて，牛肉に加工され，小売店頭に並ぶ一連の履歴を10桁の個体識別番号で管理し，取引のデータを記録している．

2　地域における公衆栄養活動

　地域における行政栄養士による公衆栄養施策は，地域保健法および健康増進法に基づき実施され，食育基本法および高齢者の医療の確保に関する法律に基づく特定健康診査および特定保健指導などにより，健康づくりおよび栄養・食生活の改善が推進されている．

　流れとしては，国（省庁）が示した公衆栄養活動の方針を，都道府県において細部の施策を取り決め推進する．これらを実施するのは市町村である．市町村が行う意義としては，地域の特性や実情に合わせてきめ細かな計画と住民参加が期待できることにある．公衆栄養行政の流れについて，健康づくりの実務を例に図4.1に示す．

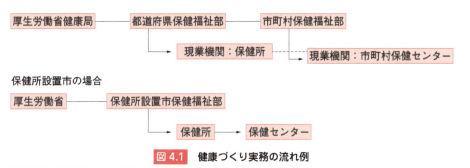

図 4.1　健康づくり実務の流れ例

都道府県・市町村によって名称や担当が異なる．

（1）地域における行政栄養士の業務指針

　2013（平成25）年3月に厚生労働省は，**健康日本21（第二次）**を推進するために，**地域における行政栄養士による健康づくりおよび栄養・食生活の改善の基本指針**（**行政栄養士業務の基本指針**）（表4.1）を定めた．この指針では，成果のみえる施策に取り組むために，実態把握・課題分析のうえ，優先課題を判断することを強調している．

　行政機関を**都道府県**，**保健所設置市および特別区**（以降，保健所設置市などとする），**市町村**の3つに分けて，行政栄養士による健康づくりや栄養・食生活の改善のための基本的な考え方と役割の内容を示したものである．指針の内容は，健康日本21（第二次）の基本的な方向に沿った構成となっている．また，**地域における行政栄養士による健康づくりおよび栄養・食生活の改善の基本指針を実践するための資料集**を作成し，ワークシート形式で地域の実態把握・課題分析ができるようになっている．

　表4.1の項目についての説明を以下に抜粋して示す．

ワンポイント

行政栄養士

都道府県・市町村の特別区の職員として，おもに健康づくりに関する業務に従事する栄養士．おもに本庁保健所，保健センターに勤務する．

検索してみよう！

「地域における行政栄養士による健康づくりおよび栄養・食生活の改善の基本指針」を実践するための資料集

厚生労働省, http://www.mhlw.go.jp/bunya/kenkou/dl/chiiki-gyousei_03_zentai.pdf

表4.1	新たな行政栄養士業務指針のねらいと健康・栄養施策の推進	
都道府県	保健所設置市および特別区	市町村
（1）組織体制の整備		
（2）健康・栄養課題の明確化とPDCAサイクルに基づく施策の推進		
（3）生活習慣病の発症予防と重傷化予防の徹底のための施策の推進		
（4）社会生活を自立的に営むために必要な機能の維持および向上のための施策の推進		
市町村の状況の差に関する情報の収集・整理，還元するしくみづくり	①次世代の健康 ②高齢者の健康	①次世代の健康 ②高齢者の健康
（5）食を通じた社会環境の整備の促進		
①特定給食施設における栄養管理状況の把握および評価に基づく指導・支援 ②飲食店によるヘルシーメニューの提供などの促進 ③地域の栄養ケアなどの拠点の整備 ④保健，医療，福祉および介護領域における管理栄養士・栄養士の育成 ⑤健康増進に資する食に関する多領域の施策の推進 ⑥健康危機管理への対応	①特定給食施設における栄養管理状況の把握および評価に基づく指導・支援 ②飲食店によるヘルシーメニューの提供などの促進 ③保健，医療，福祉および介護領域における管理栄養士・栄養士の育成 ④食育推進のネットワーク構築 ⑤健康危機管理への対応	①保健，医療，福祉および介護領域における管理栄養士・栄養士の育成 ②食育推進のネットワーク構築 ③健康危機管理への対応

厚生労働省 健康局 がん対策・健康増進課 栄養指導室，「新たな行政栄養士業務指針のねらいと健康・栄養施策の推進」（http://www.mhlw.go.jp/stf/houdou/2r98520000036h01-att/2r98520000036h3k.pdf#）より．

① 組織体制の整備

　都道府県，保健所設置市などでは，栄養・食生活の改善は，生活習慣病の発症予防・重症化予防，子どもや高齢者の健康，社会環境の整備にもかかわるため，関係部局との関係を整備する必要がある．都道府県では，施策の基本方針を共有し，各種健診などのデータの活用や地域の観察力の観点から市町村と協働体制を確保する．

　市町村の組織体制は，行政栄養士が配置されていない場合もあるが，関連部署との連携や情報共有ができるような体制づくりをする．また，施策の企画立案および実施にかかわることができるようにする．

② 健康・栄養課題の明確化とPDCAサイクルに基づく施策の推進

　都道府県ならびに保健所設置市などでは，優先課題を明確にするため，市町村の健診などの結果や都道府県などの各種調査結果を収集・整理し，総合的に分析する．課題の解決に向け，計画を策定し，成果が評価できるよう，目標を設定する．目標設定にあたってはできる限り数値目標とし，PDCAサイクルに基づき，施策を推進する．都道府県では，市町村に対して効率的効果的に成果を上げるための指導を行い，市町村格差*を拡大させないようにする．

　市町村においては，優先課題を明確にし，**PDCAサイクル**に基づく施策

の推進をする．都道府県全体の状況，ほかの市町村の取組みなどの技術的助言や情報提供を都道府県に求める．

③ 生活習慣病の発症予防と重症化予防の徹底のための施策の推進

都道府県では，**特定健診・特定保健指導**などの結果を共有し，施策に活かすための体制を整備する．また，情報を集約・整理し還元するしくみづくりや，地域特性を踏まえた疾病構造と食の特徴を明らかにし，発症予防の効果的な取組みを進める．

保健所設置市などならびに市町村では，特定健診・特定保健指導の結果やレセプトデータ，介護保険データなどに基づいて分析し，優先課題の明確化，目標の設定，効率的・効果的な栄養指導を実施する．

④ 社会生活を自立的に営むために必要な機能の維持および向上のための施策の推進

都道府県においては，乳幼児の肥満や栄養不良，**高齢者の低栄養**の実態データを集約・整理し，市町村格差に関する情報について還元するしくみづくりを進める．児童・生徒における健康・栄養状態の課題については教育委員会と調整を行う．子どもや高齢者への効果的な栄養・食生活支援の取組み事例の収集・整理を行い，市町村に還元するしくみづくりを進める．

保健所設置市などならびに市町村では，次の2項目があげられている．

(a) 次世代の健康

健やか親子 21 の取組みと連動した目標設定を行い，効果的な取組みを進める．**乳幼児健康診査**（図 4.2）で得られたデータから，集団の評価を通して，肥満や栄養不良など優先される課題を選定する．個人についても，個別支援が必要とされる子どもの特定をはかり，低出生体重児の減少のための妊娠前の母親のやせや低栄養などの予防と改善を行う．児童・生徒については，肥満ややせなどに対して，教育委員会と情報を共有し，家庭，学校，および関係機関と連携した取組みを行う．

レベルアップへの豆知識

乳幼児健康診査

母子保健法（昭和 40 年 8 月 18 日法律第 141 号）第 12 条および第 13 条の規定により市町村が乳幼児に対して行う健康診査．1 歳まで，1 歳半〜2 歳，3 〜 4 歳の各時期に行うことになっている．

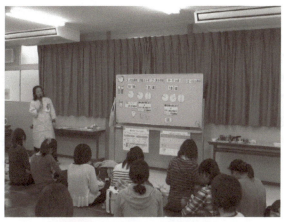

図 4.2 乳児健診時の集団栄養指導
大阪市 HP より．

(b) 高齢者の健康

　健康増進，介護予防，および介護保険などでの栄養・食生活支援を効果的に行う体制を確保する．低栄養の高齢者の実態把握およびその背景の分析などを進め，効果的な計画を立案し取組みを行う．また，地域によって社会資源の状況が異なることから，**地域包括ケア体制**全体のなかで，優先的に解決すべき栄養の課題について，他職種と連携して取り組むとともに，必要な栄養・食生活支援について関係部局や関係機関と調整を行う．

⑤ 食を通じた社会環境の整備の促進

（a）特定給食施設における栄養管理状況の把握および評価に基づく指導・支援

　都道府県，保健所設置市などでは特定給食施設への指導・支援については「**特定給食施設における栄養管理に関する指導および支援について**」を踏まえ，効率的・効果的な指導および支援を行う．特定給食施設種別の管理栄養士・栄養士の配置率の評価と配置促進に努める．全国的に一定の方法を用いて施設の栄養管理状況の把握を行い，評価するしくみを整備する．

（b）飲食店によるヘルシーメニューの提供などの促進

　都道府県，保健所設置市などはどのような種類の店舗で**ヘルシーメニュー**を実践することが効果的かを検証したうえで，効果の期待できる店舗で実践を促進する．**栄養成分表示**の制度の普及に努める．

（c）地域の栄養ケアなどの拠点の整備

　都道府県では地域の在宅での栄養・食生活に関するニーズの実態把握のしくみを検討するとともに，地域の医師会や栄養士会など関係団体と連携し，地域のニーズに応じた**栄養ケア拠点***の整備に努める．

（d）保健，医療，福祉および介護領域における管理栄養士・栄養士の育成

　都道府県，保健所設置市など，市町村においては行政栄養士の育成にあたって，求められる能力が獲得できるしくみづくりを進める．医療機関や子どもまたは高齢者施設などの管理栄養士・栄養士の専門職種の技能の向上が必要とされる場合は，職能団体などと調整し，その資質の向上をはかる．

（e）健康増進に資する食に関する多領域の施策の推進

　都道府県においては食に関する施策を所管する部局が多岐にわたることから，関係部局と調整をはかる．

（f）健康危機管理への対応

　都道府県・保健所では，災害，食中毒，感染症，飲料水汚染などの飲食に関する健康危機に対して，発生の未然防止，発生時に備えた準備，発生時における対応，被害回復の対応などについて，必要なネットワークの整備をはかる．保健所設置市・特別区ならびに市町村では，住民に対して適切な情報の周知をはかるとともに，対応に必要なネットワークの構築や支援体制の整備をはかる．

検索してみよう！

地域における行政栄養士による健康づくりおよび栄養・食生活の改善について
厚生労働省 HP，www.mhlw.go.jp/bunya/kenkou/chiiki-gyosei.html

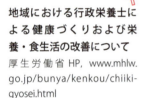

レベルアップへの豆知識

ヘルシーメニュー提供店

大阪ヘルシー外食推進協議会が，ヘルシーメニューを提供する店を，「うちのお店も健康づくり応援団の店」として登録している．ヘルシーメニューコンテストなどの取組みも行われている．

*都道府県栄養士会と連携し，栄養ケア・ステーションが立ち上げられている．

4章

（g）食育推進のネットワークの構築

　保健所設置市など，市町村では食育推進に係る計画の策定，実施および評価などについて，多岐にわたる関係部局と調整をはかる．また，住民主体の活動や**ソーシャルキャピタル**を活用した健康づくり活動を推進するため，**食生活改善推進員**などに係るボランティア組織の育成や活動が活性化するよう，関係機関などとの幅広いネットワークの構築をはかる．

（2）さまざまなレベルによる公衆栄養活動

　行政栄養士業務の基本指針の内容からそれぞれの地域レベルでの公衆栄養活動を次にまとめる．

① 都道府県レベル（保健所）での公衆栄養活動

　都道府県や保健所の業務は，栄養・食生活改善のための基盤ならびにしくみづくりである．

　組織体制を整備し，健康・栄養問題の明確化と PDCA サイクルに基づく施策を推進する．都道府県では，健診業務などの実務はせず，施策の方向性を定め，推進し，市町村への助言や支援などを担っている．関連部署や行政機関との横の連携，および市町村などとの縦の連携，そして関連団体などとの横の連携・協働体制をつくることが重要である．また，**特定給食施設**に関する業務と，飲食店への指導も行う．

② 保健所設置市および特別区レベルでの公衆栄養活動

　保健所が設置されている市では，保健所以外にも保健センター（もしくは保健センターの機能）をもっている（図 4.3）．そのため都道府県と同様に，関係機関や組織との連携した組織体制づくりなどの業務と特定給食施設に関する業務，飲食店への指導を行っている．一方で，市町村（保健センターなど）と同様に，特定健診・特定保健指導結果における分析や栄養

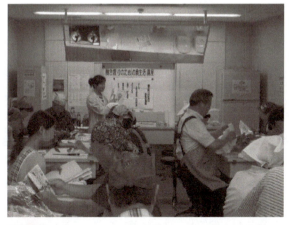

図 4.3　保健センターの業務の様子：成人期の食生活講座
大阪市 HP より．

35

公衆栄養活動の進め方

PDCA サイクル

Plan（計画）…目的を達成する
ための計画を立てる
Do（実施）…計画をもとに実
行する
Check（検証）…計画どおりに
実行されたか評価する
Act（改善）…結果をもとに改
善するための行動を起こす
第2章も参照.

指導の実施，**次世代の健康**と**高齢者の健康**に関する取組み，**食育推進ネットワークの構築**については乳幼児健診や特定保健指導の実務と業務で得られたデータを分析し，効率的・効果的な業務を行っている.

③ **市町村（保健センターなど）レベルでの公衆栄養活動**

　市町村栄養士も組織体制を整備し，健康・栄養問題の明確化と **PDCAサイクル**に基づく施策を推進するが，業務としては住民に直接的な支援を行っている. 次世代の健康と高齢者の健康に関する取組み，食育推進ネットワークづくりを行うとともに乳幼児健診（図 4.2 参照）や特定保健指導（p. 37 参照）の実施と，そこから得られたデータを分析し，効率的・効果的な業務を担う. 特定給食施設に関する業務と，飲食店への指導は市町村の管轄ではない. 前述のように都道府県の管轄である.

　なお，実際の業務は，地域保健法，健康増進法，母子保健法などにまたがって記載されており，これらをまとめると表 4.2 のようになる（12 章参照）.

表 4.2 保健所と保健センターでの業務分担

	保健所（都道府県・保健所設置市）	保健センター（市区町村）
	専門的な保健サービス 【広域的・専門的・対物的な指導】	住民に身近な保健サービス 【狭義的・一般的・対人的な指導】
保健業務	• 母子保健：障害児療育相談，小児慢性特定疾患 • 専門相談：精神保健相談，難病相談 • 感染症：結核，エイズなど • 指導監視：食品衛生，医療監視 • 市町村支援	• 母子保健：母子健康手帳の交付，乳幼児健診，妊産婦健診，妊産婦教室，新生児訪問指導，未熟児訪問指導，未熟児養育医療給付制度 • 成人保健：特定健康診査，健康相談
栄養士業務	• 特定給食施設への監視指導 • 国民健康・栄養調査の実施 • 食品関連企業に対する助言・指導 • 専門的な栄養指導（難病，精神障害など） • 市町村間への連絡調整 • 市町村への教育，技術的支援	• 一般住民の栄養相談，特定保健指導 • 母子保健指導…妊産婦教室，離乳食講習会，乳幼児健診査後の栄養相談 • 在宅高齢者の食事指導 • 未熟児療育指導 • 食生活改善推進員育成支援 • 健康展などの開催

(3) 公衆栄養活動の人材育成

　行政栄養士業務の基本指針に示されているように，公衆栄養活動には，専門職である栄養士・管理栄養士およびマンパワーの育成が必須である. とりわけ**食生活改善推進員（ヘルスメイト）**は，全国規模の**地区組織化活動**（p. 35 参照）として公衆栄養活動に貢献している（図 4.4）. 食生活改善推進員の育成は市町村・保健センター栄養士の業務であり，養成講座を開くことになっている. 養成講座の受講を修了したあと，食生活改善推進員と

未熟児養育医療給付制度

入院治療を必要とする未熟児の医療にかかる費用を給付する制度.

4
章

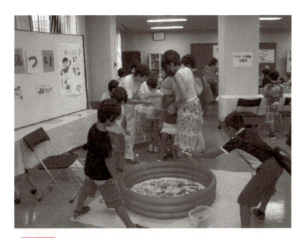

図 4.4　食生活改善推進員の活動写真（食育展への出展）
大阪市 HP より.

して保健センター栄養士の支援を受けながら，親子の食育教室をはじめとする調理実習などのボランティア活動により公衆栄養行政に協力している.

　また，地域で活動する栄養士・管理栄養士団体も重要なマンパワーである．都道府県と職能団体である日本栄養士会のもと，都道府県栄養士会が行う**栄養ケア・ステーション**の担い手になっている（p. 104 参照）.

レベルアップへの豆知識

高齢者の医療の確保に関する法律

75 歳以上の者は，後期高齢者医療制度の対象になり，後期高齢者医療広域連合による健康診査が実施される.

3　特定健康診査と特定保健指導

　特定健康診査とは，**高齢者の医療の確保に関する法律**を根拠に，40 歳以上 74 歳以下の者を対象として生活習慣病の予防の徹底を図るために，2006（平成 20）年より，**医療保険者にメタボリックシンドローム**該当者を生活習慣病予備軍としてスクリーニングすることを義務づけた健康診査である．国の示す**特定健康診査等基本指針**をもとに，医療保険者は 5 年ごとに，実施率や受診率の目標などを定めた**特定健診等実施計画**を策定する．平成 30 年からは第 3 期に入り 6 年ごとに計画することになった.

　ハイリスク者であるメタボリックシンドロームに該当した者には，生活習慣改善のための保健指導が重点的に行われる．健診結果と生活習慣の質問票から対象者を選定し，メタボリックシンドロームのリスク数に応じて，**情報提供，動機づけ支援，積極的支援**の 3 つに階層化して特定保健指導が行われている.

（1）特定保健指導の概要

　特定保健指導では，対象者の生活を基盤とし，対象者自ら生活習慣における課題に気づき，健康的な行動変容の方向性を導きだせるように支援す

 ワンポイント

特定健診等実施計画
どのような計画を作成すればよいかをとりまとめた国の指針（基本指針）をもとに，医療保険者が作成する実施計画のこと.

医療保険者
医療保険事業を運営するために，加入者から保険料（税）を徴収したり，加入者に対して各種保険給付を行ったりする実施団体をいう.

公衆栄養活動の進め方

る．その結果，支援期間終了後も対象者自身がセルフケア（自己管理）し，健康的な生活を維持できるようになることを目的としている．保健指導の内容は，食事，飲酒，運動，喫煙，休養の全般にわたる．支援を担当するのは医師，保健師，管理栄養士である．

保健指導の対象を表 4.3 のように分類し，動機づけ支援・積極的支援ともに生活習慣を振り返り，気づきを促し，行動目標を立て，実践する流れになっている（表 4.4）．

表 4.3 特定保健指導とメタボリックシンドロームの基準について

(a) 特定保健指導の基準

腹　　囲	追加リスク ①血糖　②脂質　③血圧		④喫煙歴	対　　象	
				40〜64 歳	65〜74 歳
≧ 85 cm（男性）≧ 90 cm（女性）	2 つ以上該当			積極的支援	動機づけ支援
	1 つ該当		あり		
			なし		
上記以外で BMI ≧ 25 kg/m²	3 つ該当			積極的支援	動機づけ支援
	2 つ該当		あり		
			なし		
	1 つ該当				

注）①血糖：空腹時血糖 100 mg/dL 以上，または HbA1c（JDS 値・平成 24 年度まで）5.2%以上（NGSP 値：平成 25 年度から）5.6% 以上，②脂質：中性脂肪 150 mg/dL 以上，または HDL コレステロール 40 mg/dL 未満，③血圧：収縮期 130 mmHg 以上，または拡張期 85 mmHg 以上．

(b) メタボリックシンドロームの判定基準

腹　　囲	追加リスク ①血糖　②脂質　③血圧	
≧ 85 cm（男性）≧ 90 cm（女性）	2 つ以上該当	メタボリックシンドローム該当者
	1 つ該当	メタボリックシンドローム予備群

①血糖　空腹時血糖 110 mg/dL 以上
②脂質　a 中性脂肪 150 mg/dL 以上　かつ・または b HDL コレステロール 40 mg/dL 未満
③血圧　a 収縮期血圧 130 mmHg 以上　かつ・または b 拡張期血圧 85 mmHg 以上
※高 TG 血症，低 HDL-C 血症，高血圧，糖尿病に対する薬剤治療を受けている場合は，それぞれの項目に含める．

(c) メタボリックシンドローム該当者および予備群と特定保健指導対象者の関係

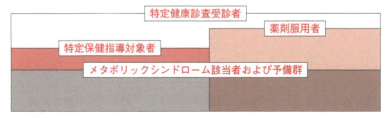

厚生労働省 HP より．

表 4.4 　対象者別の支援頻度，支援形態

	情報提供（全員）	動機づけ支援	積極的支援
対 象 者	受診者全員	生活習慣の改善が必要で，意志決定の支援が必要な者	生活習慣の改善が必要で，専門職による継続的できめ細やかな支援が必要な者
目 的	検診結果から，自らの身体状況を認識し，生活習慣を見直すきっかけにする	自らの生活習慣を振り返り，行動目標を立てることができる．保健指導終了後は実践しその生活が継続できる	定期的・継続的な支援により，自らの生活習慣を振り返り，行動目標を設定し，目標達成に向けた実践に取り組みながら，支援プログラム終了後もその生活が継続できる
支援回数・支援期間	1 回	原則 1 回の支援 6 カ月間	頻回，3 カ月以上継続的に 6 カ月間
支援形態	情報提供の用紙配布・送付．IT 活用	個別またはグループでの面接による支援→6 カ月後評価	個別またはグループでの面接による支援→中間評価と支援（面接・電話・E メール・手紙・グループ支援）→6 カ月後評価

厚生労働省健康局，「標準的な健診・保健指導プログラム（確定版）」（2007）より．

（2）目標設定と行動計画およびモニタリング

　目標設定の支援のための支援教材〔「特定保健指導における学習教材（確定版）」〕は厚生労働省の HP からダウンロードできる．

検索してみよう！

内臓脂肪減少のためのエネルギー調整シート

厚生労働省，http://www.mhlw.go.jp/stf/houdou/2r9852000002xple-att/2r9852000002xpqt.pdf,
p.60

練 習 問 題

1　地域における公衆栄養活動に関する記述である．正しいのはどれですか．
　(1)　市町村では，特定保健指導を行っているが，都道府県では行っていない．
　(2)　保健所設置市や市町村では，食育推進ネットワークを構築することを求められている．
　(3)　市町村で公衆栄養活動を進める場合は，ソーシャルキャピタルを高めることは考えなくてよい．
　(4)　公衆栄養活動を進めるときには，企業との連携は望ましくない．
　(5)　食育推進の所管は，内閣府から厚生労働省に移管された．

→ p.31～36 参照

2　保健所と保健センターの機能の違いに関する記述である．正しいのはどれですか．
　(1)　保健所は広域的に特定給食施設への監視指導を行っている．
　(2)　保健センターは外食店への指導を行っている．
　(3)　保健所は母子保健指導を行っている．
　(4)　食生活改善推進員育成は保健所の業務である．
　(5)　保健所は市町村への情報提供や支援を行っている．

→ p.35, 36 参照

住居地の広報誌をみて，あなたのまわりで行われている公衆栄養活動のなかで，表 4.1「新たな行政栄養士業務指針のねらいと健康・栄養施策の推進」の項目に該当するものを探してみよう．

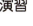

演習

公衆栄養活動の進め方

5章

栄養疫学の概要・栄養疫学調査

・・・・・・・・・・・・・ CHAPTER GUIDANCE & KEYWORD ・・・・・・・・・・・・・

5章で
学ぶこと

疫学はときとして多くの人達の命を救い，健康を守ってきました．それは先人たちのきわめて科学的な観察眼によるものといえます．栄養疫学がどのように行われ，またそれがどういうかたちで人びとの健康に還元されてきたか，または今後どのように還元されていくのかを学びます．

5章の
キーワード

- ☐ 疫学　☐ 観察研究　☐ 介入研究　☐ 記述疫学　☐ 分析疫学
- ☐ 生態学的研究　☐ 横断研究　☐ コホート研究　☐ 症例対象研究
- ☐ 無作為割付比較試験

❶ 栄養疫学とは

　疫学とは，集団を対象として健康状態や疾病とそれを規定する要因[*]との関連を明らかにする学問であり科学である．一方，**栄養学**の目的は，栄養・食生活を改善することにより，健康の保持増進をはかることである．よって，**栄養疫学**とはどのような栄養状態や食生活が，どういった人の健康に影響を与えるのかを確認し，その結果から望ましい栄養改善のための対策を講じる学問であるといえる．

　疫学における**曝露要因**は，おもに性別，年齢，遺伝などの**宿主要因**と，喫煙，飲酒，運動といった生活習慣，病原体，気象，職業などの**環境要因**に大別できる．曝露要因のなかでも，疾病発生の確率に影響を与えるものを**危険因子**（リスクファクター）という．栄養疫学におけるおもな曝露要

本章の学習到達目標
疫学の考え方を学び，公衆栄養活動における栄養疫学の役割を理解する

S　疫学手法を使って，既存資料の分析ができる
A　これまで行われてきた栄養疫学研究を説明できる
B　栄養疫学で用いられる研究方法を説明できる
C　栄養疫学で用いられる研究方法のいくつかを知っている

＊曝露要因という.

ワンポイント

ジョン・スノウ〔John Snow（1813～1858）〕
イギリスのヨークシャーで生まれる．コレラ罹患者の家をまわり「感染地図」を作成し，疫学的手法を導入してコレラの原因および感染経路を初めて特定した．また，出産や外科手術における人びとの苦痛を和らげるため，麻酔法の確立に貢献した．

高木兼寛（1849～1920）
宮崎県生まれ．医師であり，軍人，経済人，経営者，教育者，政治家，開拓者，芸術家，宗教家でもある．脚気の撲滅に尽力し，「ビタミンの父」ともよばれる．当時日本の食文化ではなじみの薄かったカレーを，脚気の予防として海軍の食事に取り入れた．

因は食物，栄養素などで，その量的な指標となる食物・栄養素などの摂取量，および食べ方などの食習慣が**曝露情報**となる．

（1）疫学の歴史

① 世界の疫学の歴史

疫学の歴史は，1850 年代のイギリス，ロンドンにおけるコレラの流行が起源とされる．当時，コレラがどのように感染するかが不明であったため，患者が発するガスによって感染するとも考えられていた．麻酔医であった**ジョン・スノウ**が，コレラ死亡者の居住地の分布を，地図上に印をつけて詳細に観察したところ，ある井戸の近辺に死亡者が集中していることを発見した．さらに，スノウはコレラ患者の家を訪ね，どの井戸を利用しているかを確かめた．すると，死亡者が集中している井戸の近くに居住している者のなかに，異なる井戸の水を飲んでいる者がいて，その者の多くは患者とはなっていなかった．反対に，居住地が遠く離れたところにあっても，この井戸の水を飲んでいる者に患者がいることを発見した．このことからこの井戸がコレラの発生に関係していると考え，この井戸を閉鎖して飲用を中止したところ，しばらくしてコレラ患者が減少した．

スノウによって，コレラが飲料水を媒介した感染症であることが明らかになったが，これはコッホがコレラ菌を発見する 30 年も以前の話である．

② 日本の疫学の歴史

明治時代，**脚気**により多くの日本の兵士が亡くなった．当時，脚気は脚気菌により伝染すると考えられていたが，海軍の軍医であった**高木兼寛**は，白米と漬物の組合せなどの食事が多い兵士に脚気が多いのに対し，パンや肉，野菜を多く含む食事を食べている外国の兵士や高級士官には少ないことなどを観察から発見した．その頃は，食事内容が病気の原因になるという考え方をする者はいなかったが，高木は詳細な観察結果から食事内容に注目し，ある航路の兵士の食事を麦飯やパン，肉，野菜を取り入れたものに変えた．その結果，脚気はほとんど発生しなくなり，それにより脚気と食事の関係を明らかにした．高木は脚気の原因がたんぱく質不足によるものと考え，その後も食事の洋風化をはかった海軍は，年々脚気患者を減らすことに成功した．

のちに，脚気の原因が**ビタミン B_1** の欠乏によって起きることが発見されたが，その約 30 年も前に高木の疫学研究は多くの人びとを脚気から防いだ．

このように疫学は，集団における健康上の問題点を明らかにし，病気と曝露要因の関係を明らかにするなど，公衆栄養学においてきわめて重要な学問となっている．

（2）疫学研究の分類

疫学研究は集団内のある病気の患者数の割合など，特定の状態を観察し，数字として把握することからはじまる．疫学では，分子（たとえば患者数）と分母（患者の属する人口集団）といった「率」や，時期の情報が必要である．その集団をある食べ物の摂取量の多い少ないなどの特徴で分類し，率を比較することや，ほかの集団と比較することによって，さまざまな関連性を明らかにしていく．

疫学研究には大きく分けて，自然の状態を観察する**観察研究**と，対象集団に人為的に何かを行い，それが結果にどう影響を及ぼすかを評価する**介入研究**（**実験疫学**）がある．観察研究には，記述疫学と分析疫学が含まれる（図5.1）．

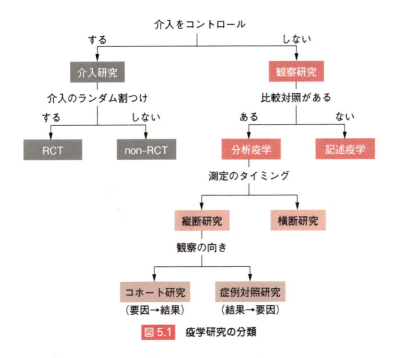

図 5.1 疫学研究の分類

（3）観察研究

① 記述疫学

集団中に発生する特定事象の頻度と分布を，人，場所，時間別に観察する方法．病気や健康障害の発生予防に関する対策を立てるためには，その病気に関して，① だれが罹患しているのか（人），② どこで発生したのか（場所），③ いつ起きたのか（時間），について詳細かつ正確に観察・記述を行い，それに基づいた発生要因の仮説（病気と関連する要因）が必要である．

5章

例）人口規模別乳がん年齢調整死亡率，胃がん死亡率の年次推移，デング熱患者の診断週推移

② **分析疫学**

(a) 生態学的研究

分析の対象を地域または集団を単位として，異なる地域や国の間での発生要因と疾病の関連の有無を検討する方法.

例）喫煙率と肺がん発生率の関係（喫煙率が高い国ほど肺がん発生率が高い）

(b) 横断研究

調査集団における，ある一時点の有病率や検査異常者の頻度について，調査目的である要因に曝露した群と曝露しない群を比較し，疾患への要因の関与を推定する方法. 時間の経過が考慮されないため，因果関係は特定できない（図5.2）. **断面研究**ともよばれる. 一方，同一の対象者（または集団）を，一定期間継続的に追跡し，いくつかの時点で測定を行って変化を検討することを**縦断研究**という.

横断研究
特定の時点で，個人を1回だけ観察

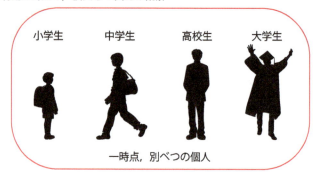

一時点，別べつの個人

縦断研究
同一個人を2回以上，一定期間継続的に繰返し観察

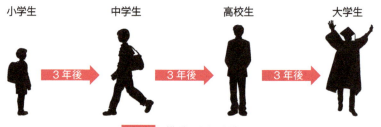

図5.2 **横断研究と縦断研究**

例）喫煙者と非喫煙者の肺がん発生率（喫煙者に肺がん患者が多い），肥満者と夜食習慣との関連（肥満者に夜食習慣が多い）

(c) コホート研究

調査対象とする疾病に罹患していない者を対象として，特定の要因をも

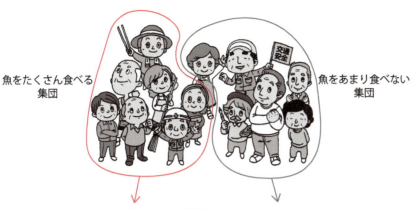

魚をたくさん食べる
集団

魚をあまり食べない
集団

数年後どんな人が病気に罹ったかを調べる

図 5.3　コホート研究

つ群（曝露群）ともっていない群（非曝露群）を一定期間追跡し，疾病の
発生率を比較することで，要因と疾病発生の関連を調べる方法（図 5.3）．
おもに将来に向かって（前向き）調査を行うものである．
例）がんと喫煙の関係；喫煙者（曝露群）と非喫煙者（比曝露群）の数年
後にがんに罹った人数の比較を行う．

(d) 症例対照研究

　調査対象とする疾病に罹患している者の群（被験者群）とその疾患に罹
患していない者の群（対照群）を比較し，過去の曝露要因を比較する方法
（図 5.4）．
例）がんと喫煙の関係；がんに罹っている人と，そうでない人で，過去の
喫煙経験を調査し，比較する

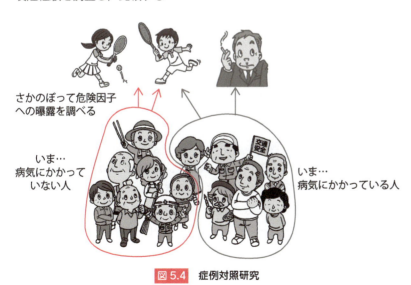

さかのぼって危険因子
への曝露を調べる

いま…
病気にかかって
いない人

いま…
病気にかかっている人

図 5.4　症例対照研究

（4）介入研究

① 無作為割付比較試験（RCT）

　臨床試験などにおいて，データの偏り（バイアスという）を軽減するため，対象者を無作為（ランダム）に介入群（薬の服用や栄養指導など何かをする群）と比較対照群（何もしない群）に割りつけて経過を観察し，介入の効果を比較する試験方法．

　介入群と**対照群**の属性に偏りがでないように，性別や年齢などの分布を割りつける．また，対照群に何も介入を行わないのは不公平感を与えてしまうことがあるため，介入群への介入が終わったあとに，介入群に行ったのと同じ介入を対照群にも行う場合も多い．

② 無作為でない比較試験（non-RCT）

　介入群と比較対象群の割りつけが無作為でなされていない比較試験．研究対象施設ごとや，対象者の希望で割りつけられる．

例）A小学校とB小学校で実施した食育の効果の比較．

③ 前後比較デザイン

　同一集団において，介入前後の状態の比較を行う試験．対照群は設定されない．

例）A小学校の食育実施後の野菜の摂取量の比較．

❷ 地域の健康・栄養施策の立案に栄養疫学の科学的根拠を活用する方法

　栄養疫学調査の最終的な目標は，特定の母集団（たとえば日本国民全体や，ある市町村の住民全体など）における病気や健康障害の起こり方の特徴を把握することにある．しかし，一般的には，母集団の全員を調査すること[*1]は困難である．そのため，母集団から選びだした調査可能な集団（**標本**）を対象として調査（**標本調査**）[*2]を実施することが多い．つまり，標本調査から母集団全体の傾向を推定することになる．

　調査は調査票または質問紙を用いて行う．これは，データを収集する社会調査の最も基本的な方法である．調査票または質問紙を被調査者が読み，自分で回答を記入する自計調査[*3]と，調査者が口頭で質問し，回答者が口頭で答える他計調査[*4]がある．自計調査は説明や聞き取りのための人件費が不要なので，比較的低予算で手間もあまりかけずに実施できる．そのため，多くの対象者を必要とする場合によく用いられる．

　自計調査では記入した調査票（質問票）を郵送で送ってもらう方法をとるが，回収率が低くなる，記入漏れが多くなる，回答者が調査に興味のあるものに偏ってしまう，などの課題がある．他計調査には面接形式で聞き

＊1 悉皆調査，または全数調査といい代表的なものには国勢調査がある．

＊2 代表的なものに，国民健康・栄養調査がある．

＊3 自計式調査ともいう．

＊4 他計式調査ともいう．

取りを行う面接法や電話で聞き取る電話法などがある．いずれの方法でも調査者が調査の意図を詳しく説明できるため，回答者は調査の趣旨を十分理解したうえで回答できる．なお調査者が行う説明方法など，調査技術の差によって回答結果が異なる場合もあり，調査・方法については標準化の必要がある．また，他者が個人情報を扱うことになるため，調査者と回答者は知らない者どうしのほうが望ましい．

　健康づくりを目的とした行政計画の目標値設定では，疫学調査の結果が使われている．健康日本 21 の現状値および目標値では，国民健康・栄養調査，人口動態統計などが科学的根拠として活用されている．第 1 次食育推進基本計画でも，国民健康・栄養調査や，内閣府，厚生労働省，農林水産省の調査をもとに基本計画策定時の値，現状値，目標値が策定されている．

　世界がん研究基金（WCRF）は，がんとさまざまな要因との関連を調査した疫学研究を調べあげ，報告書を作成している（表 5.1）．このように，多くの研究の積み重ねによって疾病対策が進められている．

WCRF
World Cancer Research Fund

表 5.1　**WCRF と米国がん研究機関による栄養とがんの関連のまとめ**

	口腔咽喉喉頭	食道扁平上皮	食道腺	肺	胃	膵臓	胆嚢	肝臓	大腸	乳房(閉経前)	乳房(閉経後)	卵巣	子宮内膜	前立腺	腎臓	皮膚
食物繊維を含む食品									↓↓							
非でんぷん質の野菜	↓															
にんにく									↓							
果物	↓			↓												
赤肉									↑↑							
加工肉					↑				↑↑							
カルシウムの多い食事									↓							
塩蔵食品																
アルコール飲料	↑↑	↑↑			↑			↑↑	↑↑	↑	↑↑				↓	
コーヒー						—		↓					↓			
ベータカロテン				↑↑										—		—
中等度以上の身体活動									↓↓		↓		↓			
肥満			↑↑		↑	↑↑	↑	↑↑	↑↑	↓	↑↑	↑	↑↑	↑	↑↑	
成人期の体重増加											↑↑					
授乳（母親）										↓	↓					

↓↓ リスク低下は「確実」　　↓ リスク低下は「可能性がある」　　↑↑ リスク上昇は「確実」　　↑ リスク上昇は「可能性がある」
— リスクへの影響はおそらくない

World Cancer Research Fund International/American Institute for Cancer Research. Continuous Update Project: Diet, Nutrition, Physical Activity and the Prevention of Cancer. Summary of Strong Evidence. Available at: wcrf.org/cupmatrix accessed on 7-7-2017 より.

練 習 問 題

➡ p. 46, 47 参照 1 地域住民を対象とする調査方法に関する記述である．正しいのはどれですか．
(1) 調査員は近所の人など対象者のことをよく知っている人が望ましい．
(2) 得られる情報は多いほうがいいので調査項目はできるだけ多くする．
(3) できるだけ多くの回答を得るため，回収期間は 1 年以上設ける．
(4) 調査方法の標準化を行い，調査員対象に事前に説明会を実施する．
(5) 予算が限られるので，特定の地域に限定して実施する．

➡ p. 46, 47 参照 2 社会調査法における自計調査と比較した他計調査の特徴に関する記述である．
正しいのはどれですか．
(1) 調査員の影響は受けにくい．
(2) 記入もれが多くなりやすい．
(3) 質問の意味が誤解されにくい．
(4) 費用が低めである．
(5) 回答者が特定されやすい．

演習 食べ物と健康や病気に関する論文をインターネット検索し，どういう研究方法が
とられているか調べてみよう．

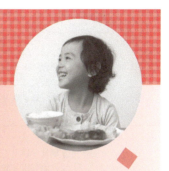

6章

食事調査

· · · · · CHAPTER GUIDANCE & KEYWORD · · · · ·

6章で
学ぶこと

　ヒトがどれだけ栄養素を摂っているかを正しく測定するのはとても重要ですが，正確に把握することはきわめて難しいことです．これまでにさまざまな方法が開発されていますが，完璧な方法はまだみつかっていません．

　食事調査では測定方法（調査方法）ごとに特徴があり，それらを把握したうえで結果を解釈することが重要であることを学びましょう．

6章の
キーワード

□ 食事記録法　□ 24時間思い出し法　□ 食物摂取頻度調査法（FFQ）
□ 陰膳法　□ 密度法　□ 残差法

1　食事調査の方法と活用

（1）食事調査の目的

　食事調査とは，個人や集団の食物や栄養素などの摂取量について調査するものである．食事調査から得られた**栄養摂取量**は，個人や集団の食生活改善のための基礎資料となるほか，問診票の結果や，身体計測値や血液検査などの生化学的な値と合わせて分析を行い，食事と生活習慣などの関連を調査する．

　集団を対象とした場合は，集団のなかでの比較や，ほかの集団との比較を行い，食事摂取内容と疾病や生活習慣などとの関係を明らかにしていく．

本章の学習到達目標

S　栄養素密度法と残差法を
　　使って評価できる
A　食事調査の評価時の注意
　　点を理解している
B　食事調査の種類ごとの特
　　徴（長所や短所）が説明
　　できる
C　食事調査の種類をいえる

表 6.1 おもな食事調査法と特徴

食事調査法の種類	概　要	長　所	短　所
食事記録法	調査対象者が一定の期間，実際に飲食したものを記録表にすべて記録する方法．	食事調査法のなかでも，真の値に近い調査ができる．調査対象者の記憶能力をあまり必要としない．	調査対象者の負担が大きい．食事変容バイアスが生じやすい．過少申告しやすい．
24時間思い出し法	前日の食事を思い出し，栄養摂取量を推定する方法．面接による聞き取り調査が基本である．	過去の食事内容を聞いているので，食事変容バイアスが生じない．比較的調査対象者の負担が小さい．	記憶力に依存するため，子どもや高齢者には向かない．過少申告しやすい．聞き取る側の技量が必要である．
食物摂取頻度調査法	主要な食品や料理に関する習慣的な摂取頻度や量について，質問票を用いて択一式で回答させ，栄養摂取量を推定する方法．	長期間の食事摂取状況を把握できる（個人の評価が可能）．比較的調査対象者の負担が小さい．個人の摂取量のランクづけに向いている．	独自の成分表や計算式を用いるため，妥当性や再現性の確認が必要．
陰膳法	実際に調査対象者が摂取した食事と同じものをもう1つつくり，成分分析により摂取栄養素量を算出する．	食品成分表のもつ誤差の影響を受けない．食品成分表に記載されていない食品も評価することができる．	多くの経費や手間がかかる．食事変容バイアスが生じやすい．

予習・復習のポイント

【事前学習】24時間前から食べたものを書きだしてみる．
【事後学習】文献を調べ，どのような種類の食事調査法を行っていたかを調べてみる．

＊偏り，傾向，先入観の意．

（2）食事調査の種類

　食事調査には，対象者が記録するか聞き取るか，対象日数は1日か複数日かなどの違いによりさまざまな種類がある（表6.1）．それぞれに長所と短所があるため，特徴を把握した選択と活用が重要である．

① 食事記録法（秤量法，目安量法）

　秤，計量カップ，計量スプーンなどを使って，食事の前に食品の重量，容積を調査対象者自身で記録する方法で，食事記録法のなかでも秤量法（ひょうりょう）といわれる（図6.1）．食事の際に食べ残した場合は，その量（残菜量）も記載する．

　食事調査法はどうしても本当に摂取した量（真の値）と誤差が生じるが，現行の食事調査法のなかでは真の値に近いものとされている．そのため，ほかの食事調査法の正確度を評価するための指標とされ，ゴールドスタンダードとよばれることも多い．対象者にとっては食事のたびに食べる食品を秤量（計量）する（食事変容バイアス＊）手間がかかるため，記入しなかったり（情報バイアス），食事を簡単なものに変えたりすることもある．また，秤量する代わりにみた目で摂取量を判断する方法（目安量法）もあり，秤量法と組み合わせた秤量目安量法もある．

② 24時間思い出し法

　24時間思い出し法は，調査者が対象者から24時間前からの摂取した食事内容を聞き取る方法（図6.2）．調査者が対象者から直接聞き取りを行う

平成 29 年 5 月 31 日 水 曜日		
	献立名	数量
朝食 時刻（7:00）	玄米	150g
	卵	1 個
	シャケ	60g
	みそ汁	300cc
	りんご	200g
間食 時刻（　　）		
昼食 時刻（13:00）	おにぎり	200g
	コロッケ	100g
	キャベツ	80g
	青じそドレッシング	15g
間食 時刻（16:00）	チョコレート	15g
夕食 時刻（19:00）	玄米	150g
	とり肉	150g
	オニオンスープ	300cc
	ビール	500cc
	枝豆	100g
夜食 時刻（　　）		

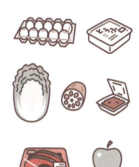

秤量法では食事の前に食品の重量や容積を計測し，記録する

図 6.1　食事調査票の例（食事記録法：秤量法）

ため，調査期間中の記録などが原則不要であり，対象者の負担が小さいことが特徴だが，記憶に依存することになるため，高齢者や子どもには不向きである．また，聞き取りを行う調査者の聞き取り能力により結果が異なることがあり，調査者の十分なトレーニングやマニュアルを活用した標準化が鍵となる．

　聞き取りを行う内容は，対象者が摂取した食品とその重量，調理方法などである．

③ 食物摂取頻度調査法

　対象者の 1 週間や 1 カ月などの一定期間の食品摂取の頻度を調べる方法（図 6.3）．調査者自身が記入する自記式と聞き取り方式がある．通常，食事内容は日ごとに大きく異なり，調査対象とする日によって食品の摂取量も変わってくるが，食物摂取頻度調査法では一定期間の摂取状況を把握するので，習慣的な摂取の状況に近い情報を得ることができる．

　食物摂取頻度調査法は食品の摂取頻度のみの調査であるが，頻度とともに 1 回あたりの摂取量をあわせて調べる**半定量食物摂取頻度調査法**もある．

④ 陰膳法

　実際に対象者が摂取した食事と同じものをもう一度つくり，それを成分

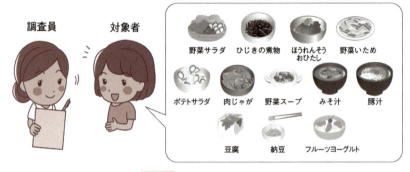

図6.2　24時間思い出し法

1回に食べる量を 0, 1, 2, 3 から選び, ○をつけてください

肉・肉加工品類	朝	0. 食べない	1. 少し	2. ふつう	3. たっぷり	1週間に		3	回
	昼	0. 食べない	1. 少し	2. ふつう	3. たっぷり	1週間に		6	回
	夕	0. 食べない	1. 少し	2. ふつう	3. たっぷり	1週間に		3	回
魚介類	朝	0. 食べない	1. 少し	2. ふつう	3. たっぷり	1週間に		3	回
	昼	0. 食べない	1. 少し	2. ふつう	3. たっぷり	1週間に		2	回
	夕	0. 食べない	1. 少し	2. ふつう	3. たっぷり	1週間に		4	回
卵						1週間に		3	回
大豆・大豆製品	朝	0. 食べない	1. 少し	2. ふつう	3. たっぷり	1週間に		6	回

図6.3　食物摂取頻度調査法の例

分析し, 摂取栄養素量を推定する方法. 通常は各家庭でもう1人前多く食事を用意してもらい, それを収集する.

食事調査のなかでは最も精度が高いと考えられるが, 多くの手間と経費がかかる. 一方で, 食品の成分分析を実際に行うので, 食品成分表との誤差を解消できる.

（3）食事調査に必要な調査日数

私たちは毎日違ったものを食べており, また食べる量も日によって異なる（**日間変動**, 図6.4）. したがって, ある人のある1日について食事調査を行っても, その人の日常的なエネルギーや栄養素の摂取量を推定することはできない. 個人の食事内容を評価する場合には, 複数日の調査が必要になる. 必要な調査日数については, 栄養素の種類や対象者, 調査方法などにより異なるが, エネルギー摂取量で許容される誤差範囲を± 10%とした場合, 最低3〜4日程度必要とされている. 一方, 集団の栄養素等摂取量を評価する場合には1日の調査で評価できる.

一般的に, 個人を評価する際は調査日数を増やし, 集団を評価する場合には対象者数を増やせば, 精度が高くなる.

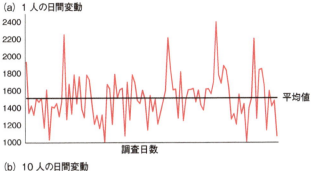

(a) 1人の日間変動

平均値

調査日数

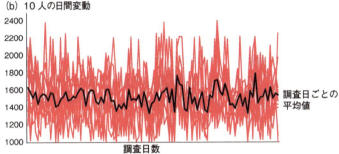

(b) 10人の日間変動

調査日ごとの
平均値

調査日数

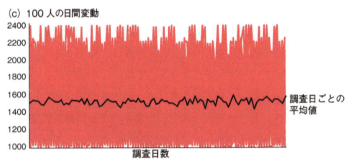

(c) 100人の日間変動

調査日ごとの
平均値

調査日数

図6.4　日間変動（エネルギー摂取量：kcal）
(a) 1人の日間変動；調査日数を増やすことで，平均値が真の値に近くなる．(b) 少人数の日間変動；調査日によって平均値の値が異なる．(c) 多人数の日間変動；調査対象者が多くなると，平均値の変動幅が小さくなる（どの1日をとっても平均値はあまり変わらなくなる）．

2 食事調査における評価

(1) 食事調査によるアセスメント

　食事調査で得られる食品摂取量の情報には，対象者が実際よりは多く，または少なく申告する**申告誤差**が生じる．また，通常，食事調査から栄養素摂取量を求める際には食品成分表を用いるが，これに収載されている食品栄養成分値は変動幅があることから，対象者個人が実際に摂取した栄養素量とは一致しない可能性がある．

　さらに，調理によって栄養素が損失するなどの変化があるので，真の値（本当の栄養摂取量）とは誤差が生じる．

　これらのことから食事調査者は，調査から得られる食品や栄養素の摂取量の情報は実際とは「誤差がある」ことを前提に考える必要がある．

> **レベルアップへの豆知識**
>
> **栄養素密度法の計算例**
>
> Aさんのエネルギー摂取量が1,800 kcal で，ビタミンCの摂取量が90 mg，Bさんのエネルギー摂取量が2,200 kcal でビタミンCの摂取量が99 mg だったとする．
> それぞれのエネルギー1,000 kcal あたりのビタミンC摂取量は
> Aさん：90 ÷ 1800 × 1,000 = 50 mg
> Bさん：99 ÷ 2200 × 1,000 = 45 mg
> となり，密度法によるエネルギー調整後はAさんのビタミンC摂取量のほうが多くなった．

（2）食事調査における総エネルギー摂取量の取扱い

エネルギーを産生するたんぱく質や脂質，炭水化物はもちろんのこと，ほとんどの栄養素はエネルギー摂取量と正相関することが知られている．そのため，エネルギー摂取量の多い集団と少ない集団を比較したときには，栄養素摂取量を単純に比較できないことがある．したがって，両集団が同じエネルギー摂取量であるならばどうなのか，という調整（エネルギー調整）が必要になる．具体的には**栄養素密度法**，**残差法**，**多変量解析**といった方法でエネルギー摂取量の調整を行う．

① 栄養素密度法

対象の栄養素の摂取量を，その対象者の一定量のエネルギー摂取量あたりの値で表現する方法．エネルギーを産出する栄養素であるたんぱく質，脂質，炭水化物は，いわゆる**エネルギー産生栄養素比率**で表現することが多い．そのほかの栄養素はエネルギー 1,000 kcal あたりの栄養素量で表現することが多い．

② 残差法

対象の栄養素 Q の摂取量を目的変数 y，エネルギー摂取量を説明変数 x，傾き c，切片 d とする一次回帰式 $y = cx + d$ を求めて算出する（図 6.5）．栄養素摂取量の実測値と，一次回帰式に代入して算出した栄養素 Q の期待値との差である残差 a を用い，集団のエネルギー摂取量の平均値を式に代入して得た期待値 b に，残差 a を足したものが**エネルギー調整栄養素摂取量**となる．

③ 多変量解析

複数の変数に関するデータをもとに，変数間の相互関連を分析する統計的技法．食事調査においてはエネルギー摂取量だけでなく，性，年齢など

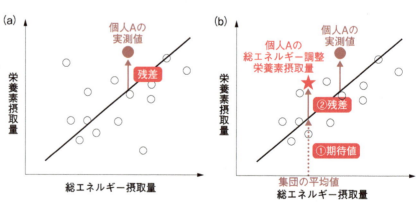

図 6.5　残差法

（a）ある個人Aが実際に摂取した栄養素摂取量「実測値」と，一次回帰式から期待（予測）される栄養素摂取量の差「残差」を求める．（b）集団における平均値だったと仮定した場合，① 一次回帰式から期待値を求め，② 残差を加えることで，総エネルギー調整栄養素摂取量を求める．

求めたい栄養素摂取量との相関の可能性が考えられるデータを加えて調整した値が算出できる．計算は複雑であるが，コンピュータソフトを使えば比較的容易に算出できる．

練 習 問 題

→ p. 50～52 参照

1　1回の食事調査結果から個人の習慣的な食物摂取状況を把握する方法として最も適切な方法はどれですか．
　(1)　食事記録法（目安量法）
　(2)　24時間食事思い出し法
　(3)　陰膳法
　(4)　食物摂取頻度調査法
　(5)　食事記録法（秤量法）

→ p. 50～52 参照

2　食事調査法に関する記述である．正しいのはどれですか．
　(1)　食事記録法では，24時間思い出し法と比べ対象者の負担が大きい．
　(2)　食事記録法では，習慣的な食事内容の変更が生じにくい．
　(3)　陰膳法では，日本食品標準成分表に収載されていない食品は評価できない．
　(4)　食物摂取頻度調査法は，集団内での摂取量のランク付けができる．
　(5)　24時間食事思い出し法は，調査者の技術の影響を受けにくい．

演習

1　自分自身の24時間前からの食事内容を記録し，栄養価計算してみよう．
2　クラスの統計とともに，栄養素密度法，残差法を算出してみよう．

食事調査

7章

国民の健康状態と公衆栄養施策

━━━━━ CHAPTER GUIDANCE & KEYWORD ━━━━━

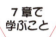

7章で学ぶこと

戦後の復興から今日の超高齢少子社会に突入したわが国は，その変遷とともにさまざまな健康課題を抱え，その時代に応じた対策が行われてきました．その対策の中身と対象者へのはたらきかけの考え方であるハイリスクアプローチとポピュレーションアプローチについて学びます．

7章のキーワード

☐ 国民健康づくり対策　☐ 健康日本 21　☐ ハイリスクアプローチ
☐ ポピュレーションアプローチ

❶ 国民の健康状態の変化

（1）疾病構造の変化

わが国の疾病構造を大きく変えたのは，食生活を中心とした生活習慣の変化であると考えられる．かつての日本は，乳児死亡率が高く，幼児や学童の成長も悪く，感染症に対する抵抗力も弱かった．年齢調整主要死因死亡率では，結核による死亡率が低下し，現在ではわが国の平均寿命，健康寿命はいずれも世界のトップレベルとなっている．

そのような流れのなかで，健康問題が感染症から生活習慣病へ移行し，2018（平成 30）年人口動態統計（確定数）によると，死亡総数に占める割合は悪性新生物が 27.4％，心疾患が 15.3％，脳血管疾患が 7.9％となり，おもな生活習慣病であり 3 大疾病ともいわれるこれら疾病だけで約半数を占め

本章の学習到達目標
わが国の現在の国民の健康状態を示す各指標と，その改善に向けた公衆栄養施策を理解する

S これまでに実施されてきたわが国の公衆栄養施策とその背景を説明できる
A これまでの国民健康づくり対策の内容を説明できる
B これまでの国民健康づくり対策をいえる
C ポピュレーションアプローチ，ハイリスクアプローチを説明できる

る．また，糖尿病を死因とする死亡数は 14,181 人となっており，2018（平成 30）年国民健康・栄養調査によると，糖尿病が「強く疑われる人」の割合は男性で 18.7%，女性で 9.3% である．

（2）肥満とやせの者の増加〔2018（平成 30）年国民健康・栄養調査〕

肥満者（BMI ≧ 25 kg/m^2）の割合は男性 32.2%，女性 21.9% であり，1976（昭和 51）年の 15.2% からはかなり増加した．ここ 10 年間の有意な増減はみられない．やせの者（BMI < 18.5 kg/m^2）の割合は男性 3.7%，女性 11.2% であるが，20 歳代女性では 19.8% である．65 歳以上の高齢者の低栄養傾向の者（BMI ≦ 20 kg/m^2）の割合は男性 10.3%，女性 20.3% である．中年男性の肥満，若年女性のやせ，高齢者の低栄養の課題は，健康づくり対策の主要な施策の対象となっている．

（3）食環境の変化

食環境とは，人間の食行動や食物選択に影響を及ぼす環境要因のうち，食物および情報へのアクセスから構成される．

戦前のわが国の食生活は，自給自足的農業と供給食料から成り立っていた．さらに戦中戦後は食料生産力がきわめて低下し，深刻な食料不足の時代となった．この頃実施した栄養調査では，1 人 1 日あたりのエネルギー摂取量が 1,400 kcal をわずかに上回る程度であった．

その後，高度成長期を迎え，食環境を取り巻く環境も大きく変化した．工業生産の発展に伴い，加工食品の供給の増加もみられるようになった．さらに近年では，中食・外食の普及など，食生活の社会化が進んできた．

そうした食環境の変化を受けて，中年男性のエネルギー過剰摂取や，若年女性のエネルギー摂取不足といった両極端な栄養上の課題が浮き彫りになっている．

2 健康づくり対策の変遷

わが国における健康づくり施策は，厚生省（現厚生労働省）が主体となり，昭和 53 年度に第 1 次国民健康づくり対策として開始されたのがはじまりである．その後，人生 80 年時代を迎え，80 歳になっても元気に過ごせるよう，昭和 63 年度から第 2 次国民健康づくり対策（アクティブ 80 ヘルスプラン）が実施された．さらに平成 12 年度からは，具体的な数値目標を定めた健康日本 21（21 世紀における国民健康づくり運動）が策定された（図 7.1）．

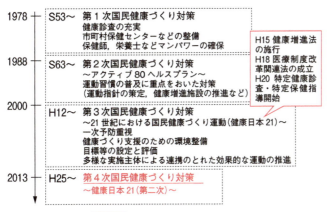

図 7.1 健康づくり対策の流れ

厚生労働省,「健康日本21（第二次）参考資料スライド集」(2013) より.

表 7.1 第 1 次国民健康づくり対策

1. 生涯を通じる健康づくりの推進
   乳幼児から老人（高齢者）に至るまでの健康診査・保健指導体制の確立
2. 健康づくりの基盤整備
   健康増進センター，市町村保健センターなどの整備，保健師，栄養士などのマンパワーの確保
3. 健康づくりの啓発・普及
   市町村健康づくり推進協議会の設置，栄養所要量の普及，加工食品の栄養成分表示，健康づくりに関する研究の実施など

（1）第 1 次国民健康づくり対策

第 1 次国民健康づくり対策とは，成人病（現在の生活習慣病）という言葉が普及し，国民の健康づくりをねらいとして栄養，運動，休養に重点をおいて実施された施策である（表 7.1）.

あわせて「健康づくりのための食生活指針」(1985 年) が策定された.

（2）第 2 次国民健康づくり対策

80 歳になっても社会参加もできる活動的な高齢者を目指そうという趣旨で実施されたのが，**第 2 次国民健康づくり対策（アクティブ 80 ヘルスプラン）**である（表 7.2）.第 1 次国民健康づくり対策に引き続き，より積極的な健康づくりを目指し，栄養，運動，休養のうち，運動に重点をおいた施策となっている.

本対策とあわせて「健康づくりのための食生活指針（対象特性別）」(1990 年)，「健康づくりのための運動指針」(1993 年)，「健康づくりのための休養指針」(1994 年) などが策定されている.

表7.2	第2次国民健康づくり対策（アクティブ80ヘルスプラン）

1. 生涯を通じる健康づくりの推進
   乳幼児から老人（高齢者）に至るまでの健康診査・保健指導体制の充実
2. 健康づくりの基盤整備
   健康科学センター，市町村保健センター，健康増進施設などの整備，健康運動指導者，管理栄養士，保健師などのマンパワーの確保
3. 健康づくりの啓発・普及
   栄養所要量の普及・改定，運動所要量の普及，健康増進施設認定制度の普及，たばこ行動計画の普及，外食栄養成分表示の普及，健康文化都市および健康保養地の推進，健康づくりに関する研究の実施など

(3) 第3次国民健康づくり対策

　少子高齢化にともなう生活習慣病の増加を背景に，**第3次国民健康づくり対策「健康日本21（21世紀における国民健康づくり運動）」**が策定された．すぐあとに，この健康日本21の法的根拠を明確にするために**健康増進法**が制定された．

(4) 第4次国民健康づくり対策

　健康日本21の最終評価結果を受け，**「21世紀における第2次国民健康づくり運動」〔健康日本21（第二次）〕**が策定された．基本的な方向の最上位に，**健康寿命の延伸，健康格差の縮小**がかかげられ，その次に，生活の質および社会環境の質の向上が続いている．

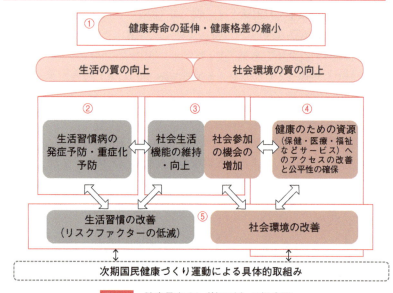

図7.2 健康日本21（第二次）の概念図

厚生労働省，「健康日本21（第二次）」より．

（5）健康フロンティア戦略と新健康フロンティア戦略

　健康フロンティア戦略は，2005 年〜2011 年までを対象とし，**健康寿命**を 2 年程度延伸することを目標としている．対策の柱を，生活習慣病対策の推進と介護予防の推進におき，数値目標が示されている．重要性の高い政策として，働き盛りの健康安心プラン，女性のがん緊急対策，介護予防 10 か年戦略，健康寿命を延ばす科学技術の振興の 4 つがあげられている（図 7.3）．

　新健康フロンティア戦略は，健康フロンティア戦略をさらに発展させるため 2007 年度を起点とした 10 カ年戦略である．国民の健康寿命の延伸に向けて**予防**を重視した健康づくりを国民運動として展開するとともに，家庭の役割の見直しや地域コミュニティの強化技術と提供体制の両面からのイノベーション（研究開発力）を通じて，充実した人生を送ることができるよう支援することを趣旨としている．

　この戦略では，国民 1 人ひとりが自ら取り組むべき対策と家庭・地域や技術・産業の支援が重要とされる対策が示されている．

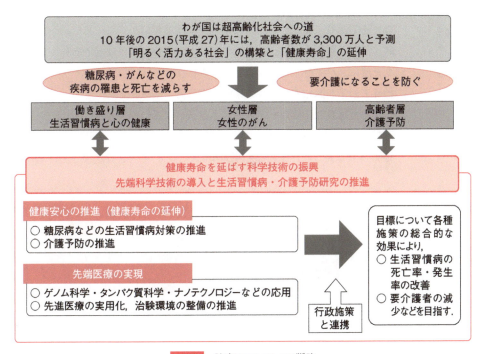

図 7.3　健康フロンティア戦略

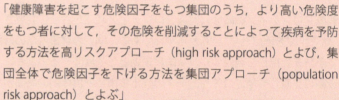

2 ハイリスクアプローチとポピュレーションアプローチ

ハイリスクアプローチ，ポ
ピュレーションアプローチ
第1章も参照.

ハイリスクアプローチおよびポピュレーションアプローチは，ロンドン大学のジェフリー・ローズが提唱したものであり，疫学に基づいた概念である．この考えは「健康日本21総論報告書」において次のように説明されている．

> 「健康障害を起こす危険因子をもつ集団のうち，より高い危険度をもつ者に対して，その危険を削減することによって疾病を予防する方法を高リスクアプローチ（high risk approach）とよび，集団全体で危険因子を下げる方法を集団アプローチ（population risk approach）とよぶ」

循環器疾患では危険因子がほぼ明らかとなっており，ハイリスク者の選定が容易である．つまり血圧値，血清脂質値，血糖値，肥満度などを指標とし，数値が不良なハイリスク者を早期発見し，保健指導や薬物治療などを行うのが**ハイリスクアプローチ**である．

集団ではこれらの危険因子はほぼ正規分布する．この集団の危険因子の分布を全体として良好な方向にシフトさせる対策が**ポピュレーションアプローチ**であり，集団全体への普及啓発や環境整備がこれにあたる．たとえば，集団が属する社会全体に対して減塩の啓発を行うなどである．

一般に，ハイリスクアプローチ，ポピュレーションアプローチを組み合わせて対策を講じることが効果的とされる（図7.4）．

たとえば高血圧に対しても，ハイリスクアプローチとポピュレーションアプローチの対策が必要となる．高血圧へのハイリスクアプローチは，1960年代以降，わが国の高血圧対策の中心として大きな成果を上げた．一

ワンポイント

正規分布

正規分布のグラフは中央が最も高く，両側に向かってだんだん低くなり，左右対称の形状となる．中央の最も高いところが平均値となる.

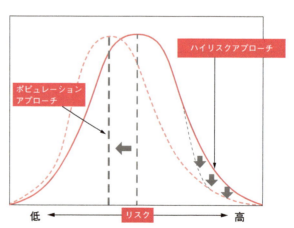

図7.4 ハイリスクアプローチとポピュレーションアプローチ

方，ポピュレーションアプローチとして，国民全体での減塩，肥満予防，運動，適正飲酒などの対策を講じた．なかでも食塩摂取量が依然として多い日本人において，減塩は重要な対策である．

2012（平成24）年に厚生労働大臣が告示した「21世紀における第2次国民健康づくり運動〔健康日本21（第二次）〕」では，2022年までの10年間に国民の収縮期血圧の平均値を4 mmHg低下させることを目標にかかげている*．国民の収縮期血圧が平均値4 mmHg低下するだけで，脳卒中死亡数は男性で8.9%，女性で5.8%低下し，冠動脈疾患死亡数は男性で5.4%，女性で7.2%低下すると推計されている．

＊つまり，国民全体の収縮期血圧の分布を低い方向に4 mmHgシフトさせることを目指すものである．

③ 公衆栄養活動の沿革

公衆栄養活動と公衆栄養施策の沿革について表7.3にまとめた．

表7.3　公衆栄養活動の沿革

時代背景	年代と事柄		栄養・食状況
海軍・陸軍による脚気対策が公衆栄養活動のはじまり	1911（明治44）年	鈴木梅太郎が脚気の原因となるオリザニン（ビタミンB₁）を発見	エネルギーは穀類が中心で，たんぱく質や脂質がきわめて低い時代であり，栄養欠乏対策が中心
	1914（大正3）年	佐伯矩による私設栄養研究所設立（現：国立健康・栄養研究所）	
	1920（大正9）年	国立健康栄養研究所設立	
	1925（大正14）年	佐伯矩が私設栄養士養成学校を設立し，第1回目の「栄養手」を輩出（栄養士の前身）	
	1931（昭和6）年	佐伯矩が『日本食品成分総覧』を作成する（日本食品標準成分表の前身）	
	1941（昭和16）年	厚生省が「日本人栄養要求量標準」発表（栄養所要量の前身）	
	1945（昭和20）年	「栄養士規則」の制定（栄養士法の前身）	
戦後の混乱期を経て，法の整備が整う	1945（昭和20）年	GHQ指令下による東京都内の栄養調査実施（国民栄養調査のはじまり）	食料難による栄養改善が最優先．どんどん公衆栄養活動が進められていった
	1946（昭和21）年	厚生省が「日本人栄養所要量」発表	
	1947（昭和22）年	保健所法，栄養士法，食品衛生法の制定	
	1948（昭和23）年	医療法の制定	
	1950（昭和25）年	厚生省が「日本食品標準成分表」発表	
	1952（昭和27）年	栄養改善法（健康増進法の前身）制定	
	1954（昭和29）年	学校給食法制定される	

表 7.3 続き

時代背景		年代と事柄	栄養・食状況
高度経済成長期を経て高齢化社会へ	1958（昭和 33）年	「6 つの基礎食品」考案 この頃，栄養指導車（キッチンカー）による栄養指導が各地で行われていた ▲写真提供：一般財団法人　日本食生活協会	食生活は豊かになる一方で，インスタント食品の普及や欧米化による過剰栄養もみられ，食を取り巻く環境が複雑化
	1962（昭和 37）年	管理栄養士制度規定	
	1965（昭和 40）年	母子保健法制定	
高度経済成長期を経て高齢化社会へ	1978（昭和 53）年	第 1 次国民健康づくり対策	生活様式の変化により，食の外部化や簡便化が進み，非感染性疾患（生活習慣病）対策（過剰栄養，アンバランス対策）に変わっていった
	1982（昭和 57）年	老人保健法制定	
	1985（昭和 60）年	「健康づくりのための食生活指針」策定（2000年に新しい「食生活指針」に）	
	1988（昭和 63）年	「第 2 次国民健康づくり対策（アクティブ 80 ヘルスプラン）」	
	1990（平成 2）年	「健康づくりのための食生活指針（対象特性別）」策定	
	1993（平成 5）年	「健康づくりのための運動指針」	
	1994（平成 6）年	地域保健法制定（保健所法が廃止） 「健康づくりのための休養指針」	
少子高齢社会における一次予防重視の国民健康づくり運動へ	2000（平成 12）年	第 3 次国民健康づくり対策「健康日本 21」開始 介護保険法制定 「食生活指針」策定（厚生省，農林水産省，文部省合同）	21 世紀に向けて，疾病の一次予防，健康寿命の延伸のために，生涯を通しての食育が重要であるとの方針による公衆栄養活動
	2001（平成 13）年	「健やか親子 21」開始	
	2002（平成 14）年	健康増進法制定（施行は 2002 年，栄養改善法の廃止）	
	2005（平成 17）年	食育基本法制定 栄養教諭制度創設 食事バランスガイド策定 「健康フロンティア戦略」（生活習慣病の予防と介護予防）	
	2006（平成 18）年	「妊産婦のための食生活指針」「健康づくりのための運動基準 2006」 「健康づくりのための運動指針 2006（エクササイズガイド 2006）」策定 食育推進基本計画策定	
	2007（平成 19）年	新健康フロンティア戦略アクションプラン	
	2008（平成 20）年	高齢者の医療の確保に関する法律（老人保健法廃止，特定検診・特定保健指導開始）	
	2011（平成 23）年	第 2 次食育推進基本計画策定	

時代背景	年代と事柄	栄養・食状況
	2013（平成25）年　第4次国民健康づくり対策（「健康日本21（第二次）」）開始 「健康づくりのための身体活動基準2013」 「健康づくりのための身体活動指針2013（アクティブガイド）」策定 2015（平成27）年　食品表示法施行 健やか親子21（第2次）開始 「健康な食事」の普及開始 2016（平成28）年　第3次食育推進基本計画策定	

練習問題

1 次の公衆栄養活動は，ハイリスクアプローチにあたりますか，それとも，ポピュレーションアプローチにあたりますか．

→ p. 62, 63 参照

(1) 特定保健指導では，健診結果と質問票により対象者を選定・階層化し，リスクの高い人に積極的支援をする．

(2) BMIの低い女子高校生を集めて適切な体重管理の話をし，食事調査を実施する．

(3) 特定保健指導では，受診者全員に健診結果返却とともに生活習慣病に関する情報提供を行う．

(4) 高校の食堂に，過度なダイエットは健康を損なうことを啓発するポスターを掲示する．

(5) 3歳児健診では，受診者全員に幼児期の食生活の注意点を集団指導し，健診カルテをみて指導が必要な幼児の保護者に個別相談を実施している．

2 国民健康づくり対策に関する記述である．正しいのはどれですか．

→ p. 59〜61 参照

(1) 第1次国民健康づくり対策では，市町村保健センターの整備を目標の1つとしている．

(2) 第2次国民健康づくり対策では，食生活の改善を重要施策としている．

(3) 第3次国民健康づくり対策では，健康格差の概念が提唱された．

(4) 新健康フロンティア戦略では，国民自らが取り組むべき課題として，6つの分野が示されている．

(5) 新健康フロンティア戦略の実施期間は，平成19年度からの5年間である．

地元の保健所や保健センターの公報に掲載されている健康づくりのための事業を，ポピュレーションアプローチとハイリスクアプローチに分類して記載してみよう．

演習

国民の健康状態と公衆栄養施策

8章

国民健康・栄養調査と食事摂取基準

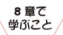

---

① 国民健康・栄養調査の沿革

国民健康・栄養調査は，健康増進法に基づいて実施されている標本調査
である．国民の健康増進を総合的に推進するための基礎資料を得ることを
目的とし，国民の身体の状況，栄養摂取量，および生活習慣の状況を明ら
かにしている．

国民健康・栄養調査の沿革を表 8.1 に示す．この調査の歴史は古く，
1945（昭和 20）年に端を発する．当時，連合国軍最高司令官総司令部
（GHQ）は，各国からの緊急食糧援助を受けるのに必要な基礎資料を得る
べく，「一般住民の栄養調査を実施すべき旨」の指令をだした．これを受
け日本政府は，1945（昭和 20）年 12 月に東京都下 6,000 世帯，約 30,000
人を対象として，栄養摂取状況調査（食事調査）および身体状況調査を実
施した．以降は順次全国へ拡大し，1952（昭和 27）年からは，同年に制定

本章の学習到達目標

S 国民健康・栄養調査および
　 食事摂取基準について理解
　 し，調査内容およびその活
　 用について説明できる
A 国民健康・栄養調査および
　 食事摂取基準の概要が理解
　 できている
B 国民健康・栄養調査および
　 食事摂取基準の目的，調査
　 対象，調査項目がいえる
C 国民健康・栄養調査および
　 食事摂取基準の根拠法令，
　 調査時期を知っている

された**栄養改善法**に基づいて実施された．調査実施当初は終戦直後であり，栄養欠乏がおもな課題であったが，時代の変遷とともに栄養欠乏の問題は栄養過多や栄養の偏りに伴う生活習慣病へと移っていった．

栄養摂取状況調査からはじまった調査項目については，血圧や血液検査，歩行数など，健康状態や生活習慣に関する調査項目が追加されていった．国民栄養調査と同時に，循環器疾患基礎調査や糖尿病実態調査，歯科疾患実態調査など，健康づくり全般にかかわる調査と組み合わせて行われるようになった．2002（平成14）年に栄養改善法が廃止されて**健康増進法**が成立したのを受け，栄養・食生活を中心とした調査のみならず，健康・栄養状態にかかわるさまざまな項目についても調査を実施することから，国民健康・栄養調査と改称された．

国民の健康・栄養状態を把握するための調査が70年以上毎年行われているのは，世界でも類をみない．わが国では，国民健康・栄養調査の結果を踏まえて，健康日本21などの健康増進施策の策定や，食事摂取基準の策定，食事分野のリスク評価など，さまざまな政策立案や評価を行ってきた．地方公共団体においても，この調査と同時に独自の健康・栄養調査を行うことも多く，地域における健康・栄養状態を評価する重要な役割を担っている．なお，国民健康・栄養調査（旧：国民栄養調査）の結果は，厚生労働省のHPに掲載されている．

ワンポイント

国民栄養調査

1947（昭和22）年〜2002（平成14）年までの国民栄養調査の結果は，国立健康・栄養研究所のサイト内の「国民栄養の現状」ページにてデータベース化されている．

 検索してみよう！

国民栄養調査

国立健康・栄養研究所，http://www.nibiohn.go.jp/eiken/chosa/kokumin_eiyou/

2 調査の内容および方法

（1）調査の内容

国民健康・栄養調査の概要を表8.2に示す．

① 法的位置づけ

国民健康・栄養調査は，**健康増進法**に基づき実施されている．また，国立研究開発法人医薬基盤・健康・栄養研究所に事務を委託できることとされている．厚生労働省令（健康増進法施行規則）では調査方法，調査項目，およびそのほかの国民健康・栄養調査の実施に関して必要な事項について定めている．

② 調査目的および結果の活用

1945（昭和20）年にはじまり，国民における栄養素等摂取量，食品群別摂取量，身体状況，生活習慣について，かつて国民栄養調査とよばれていた時代から現在の国民健康・栄養調査に至るまで，毎年調査を実施しモニタリングしている．得られた結果は，国民の健康増進の総合的な推進をはかるための基礎資料として活用されている．

表 8.1　国民健康・栄養調査の沿革

年　代	事　項	活用状況
1945（昭和 20）年	・8 月　第二次世界大戦終戦 ・12 月　GHQ の指令により，東京都下 6,000 世帯，約 30,000 人を対象に，国民栄養調査実施	戦後の食料不足から，緊急食糧援助を受ける基礎資料として活用
1946（昭和 21）年	・調査地区を市部，郡部に拡大し，年 4 回，連続する 3 日間の調査を世帯単位で実施 ・身体症候，栄養素等摂取状況，体重を調査	
1947（昭和 22）年	・身長測定の開始	
1948（昭和 23）年	・無作為抽出による全国レベルの調査開始	
1952（昭和 27）年	・栄養改善法に基づいて実施される調査となる	おもに栄養改善施策の基礎資料として活用
1956（昭和 31）年	・血圧測定の開始	
1964（昭和 39）年	・年 1 回（5 月），連続する 5 日間の調査となる ・外食の状況調査の導入	
1971（昭和 46）年	・栄養欠乏に関する項目が削除	
1972（昭和 47）年	・年 1 回（11 月），連続する 3 日間（祝祭日を除く平日）の調査となる ・食生活状況調査の導入 ・皮下脂肪厚の測定，尿検査，血液検査の開始	
1986（昭和 61）年	・問診項目（運動，飲酒，喫煙，降圧剤の服用）の導入	
1989（平成元）年	・歩数計による 1 日運動量，血液検査の拡充	
1993（平成 5 ）年	・BMI による身体状況把握開始	
1995（平成 7 ）年	・年 1 回（11 月），平日 1 日の調査となる ・比例案分法を用いた個人別での栄養摂取状況調査の導入	
2001（平成 13）年	・食品群別摂取量の分類の一部変更 ・調理を加味した重量に基づく栄養素などの算出	
2003（平成 15）年	・健康増進法に基づく，国民健康・栄養調査となる 　（栄養改善法が廃止となったため） ・身体状況調査に腹囲計測が導入	栄養改善に加えて，健康増進施策（健康日本 21 など），生活習慣病の予防対策などの基礎資料として活用
2012（平成 24）年	・国勢調査の調査区に基づき，23,750 世帯，約 61,000 人を対象とした大規模調査の実施 ・重点項目として生活習慣に関する地域格差を把握	
2013（平成 25）年	・重点項目としてさまざまな基準の策定にかかわる実態を把握	
2014（平成 26）年	・重点項目として世帯の所得と生活習慣の関連を把握	
2015（平成 27）年	・重点項目として社会環境の整備状況を把握	
2016（平成 28）年	・重点項目として糖尿病有病者等の推計人数及び体格や生活習慣に関する地域格差を把握	

③ 調査対象

　国民健康・栄養調査と同年の**国民生活基礎調査**において設定された単位区から，**層化無作為抽出**[*1] された 300 単位区内のすべての世帯（約 5,700

＊1　母集団をいくつかの層に分け，各層から独立に標本を取りだす方法．

表 8.2　国民健康・栄養調査の概要

根拠となる法	健康増進法（第三章　国民健康・栄養調査など）
担当省庁	厚生労働省
目　的	厚生労働大臣は,国民の健康の増進の総合的な推進を図るための基礎資料として,国民の身体の状況,栄養摂取量および生活習慣の状況を明らかにするため,国民健康・栄養調査を行うものとする（第十条）
対　象	毎年,厚生労働大臣が調査地区を定め,その地区内において都道府県知事が調査世帯を指定する（第十一条）
調査内容	（1）身体状況調査票 　①身体計測 　　・身長,体重（1歳以上）　　　　・腹囲（20歳以上） 　　・血圧（20歳以上,2回測定）　・血液検査（20歳以上） 　②問診（20歳以上） 　　服薬状況,糖尿病の有無,運動習慣の有無など （2）栄養摂取状況調査票 　①世帯状況：氏名,生年月日,性別,妊婦（週数）・授乳婦別,仕事の種類 　②食事状況：家庭食・調理済み食・外食・給食・その他の区分 　③食物摂取状況：料理名,食品名,使用量,廃棄量,世帯員ごとの案分比率（朝・昼・夕・間食別） 　④1日の身体活動量〈歩数〉（20歳以上） （3）生活習慣調査票（20歳以上）[自記式調査] 　食習慣,身体活動,休養（睡眠）,飲酒,喫煙,歯の健康などに関する生活習慣全般
調査時期	11月中
費　用	国負担（第十三条）
調査員の構成	医師,管理栄養士,保健師,臨床（衛生）検査技師,事務担当者
調査票の集計	国立研究開発法人医薬基盤・健康・栄養研究所（第十条）

世帯）および満1歳以上[＊2]の世帯員（約15,000人）が調査対象である.

　調査項目は**身体状況調査**,**栄養摂取状況調査**,**生活習慣調査**から構成されており,いずれも11月中に実施される.

④ 調査体制

　実際に調査を行うのは保健所である.保健所では,保健所長を班長とする調査班を構成し,医師,管理栄養士,保健師などのうち,都道府県知事から任命を受けた国民健康・栄養調査員が実務にあたる.回収された調査票は,保健所で確認後,都道府県庁,保健所設置市庁,特別区庁がそれぞれの管内を取りまとめて,厚生労働省に提出する.調査の集計・解析は,国立研究開発法人医薬基盤・健康・栄養研究所が担っている.調査体制を図8.1に示す.

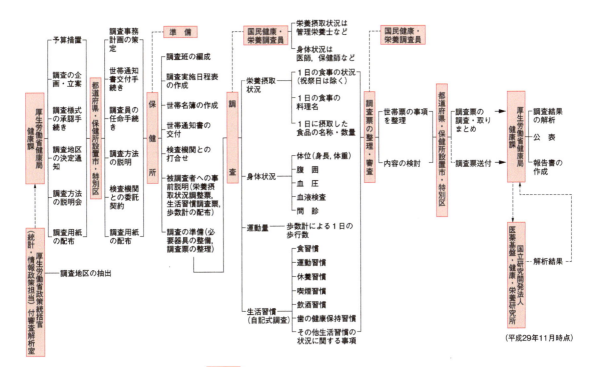

図 8.1　国民健康・栄養調査の調査体制

厚生労働省，平成 28 年国民健康・栄養調査報告，p.7 より.

(2) 調査方法

① 身体状況調査

　身体状況調査は，医師，保健師，臨床（衛生）検査技師などが担当する．調査地区の実状を考慮して，最も高い参加率が期待できる日時（複数日設定しても構わない）に実施しており，被調査者の集合に便利な場所を測定会場にしている．会場に来られない場合には，身長，体重，腹囲に限っては，自己申告または家庭での計測でも可としている．身長，体重，腹囲，血圧の測定は多施設多調査員で実施することから，使用器具，測定方法，測定条件が細かく指定され，測定における標準化がはかられている．問診についても，その判断基準が統一されている．身体状況調査票を図 8.2 に示す．

② 栄養摂取状況調査

　栄養摂取状況調査については，おもに管理栄養士，栄養士が担当する．被調査世帯において，なるべくふだん通りの摂取状態にある任意の 1 日に実施される．被調査者の積極的協力を得るため，調査開始前に被調査地区民に対して，調査の趣旨を明確に説明しておく．調査員が栄養摂取状況調査票を各世帯に配付し，記入要領を十分説明したうえで，秤を用いて秤量記入させるが，使用量が少なく秤量困難なものなどについては目安量をもって記入させる．栄養摂取状況調査票を図 8.3 に示す．

　栄養摂取状況調査票は，世帯状況，食事状況，身体状況，食物摂取状況

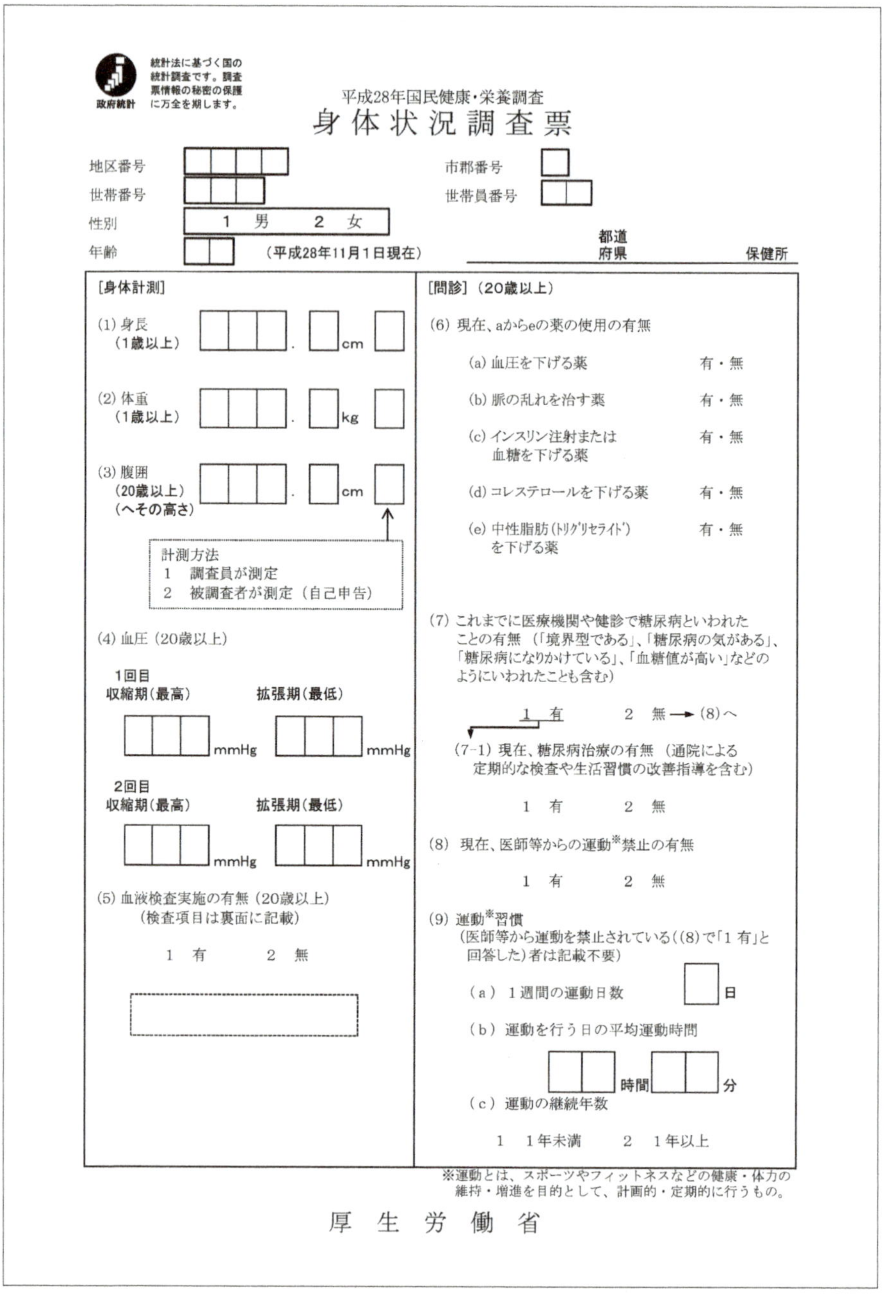

統計法に基づく国の統計調査です。調査票情報の秘密の保護に万全を期します。
政府統計

平成28年国民健康・栄養調査
身体状況調査票

地区番号 □□□　　市郡番号 □
世帯番号 □□□□　　世帯員番号 □□
性別　　1　男　　2　女
年齢 □□　（平成28年11月1日現在）　　都道府県　　　保健所

[身体計測]

(1) 身長 □□□.□ cm □
（1歳以上）

(2) 体重 □□□.□ kg
（1歳以上）

(3) 腹囲 □□□.□ cm □
（20歳以上）
（へその高さ）

計測方法
1　調査員が測定
2　被調査者が測定（自己申告）

(4) 血圧（20歳以上）

1回目
収縮期（最高）　　拡張期（最低）
□□□ mmHg　　□□□ mmHg

2回目
収縮期（最高）　　拡張期（最低）
□□□ mmHg　　□□□ mmHg

(5) 血液検査実施の有無（20歳以上）
（検査項目は裏面に記載）
1　有　　　2　無

[問診]（20歳以上）

(6) 現在、aからeの薬の使用の有無

(a) 血圧を下げる薬　　　　　　有・無

(b) 脈の乱れを治す薬　　　　　有・無

(c) インスリン注射または　　　有・無
　　血糖を下げる薬

(d) コレステロールを下げる薬　有・無

(e) 中性脂肪（トリグリセライド）　有・無
　　を下げる薬

(7) これまでに医療機関や健診で糖尿病といわれた
ことの有無（「境界型である」、「糖尿病の気がある」、
「糖尿病になりかけている」、「血糖値が高い」などの
ようにいわれたことも含む）
　　1　有　　　2　無 → (8)へ

(7-1) 現在、糖尿病治療の有無（通院による
定期的な検査や生活習慣の改善指導を含む）
　　1　有　　　2　無

(8) 現在、医師等からの運動※禁止の有無
　　1　有　　　2　無

(9) 運動※習慣
（医師等から運動を禁止されている（(8)で「1　有」と
回答した）者は記載不要）

（a）1週間の運動日数 □ 日

（b）運動を行う日の平均運動時間
□□ 時間　□□ 分

（c）運動の継続年数
　　1　1年未満　　2　1年以上

※運動とは、スポーツやフィットネスなどの健康・体力の
維持・増進を目的として、計画的・定期的に行うもの。

厚　生　労　働　省

図8.2　身体状況調査票

厚生労働省，平成28年国民健康・栄養調査より．

調査，の4項目で構成されている．

（a）世帯状況

　　氏名，生年月日，性別，妊娠授乳の状況など，1歳以上の世帯員に関する情報を記入する．調査対象者は，調査日現在，調査対象世帯に在住して食生活をともにしている者としている．

「栄養摂取状況調査票の書き方」に沿って、記入してください。

I 世帯状況

1.世帯員番号	2. 氏 名	3. 生 年 月 日	4.性別	5. 妊娠・授乳
01		1 明治 2 大正 3 昭和 4 平成　年　月　日	1 男 2 女	1 妊娠している　週 / 2 分娩後6か月未満で授乳している / 3 分娩後6か月未満で授乳していない / 4 分娩後6か月以上で授乳している
02		1 明治 2 大正 3 昭和 4 平成　年　月　日	1 男 2 女	1 妊娠している　週 / 2 分娩後6か月未満で授乳している / 3 分娩後6か月未満で授乳していない / 4 分娩後6か月以上で授乳している
03		1 明治 2 大正 3 昭和 4 平成　年　月　日	1 男 2 女	同上
04		1 明治 2 大正 3 昭和 4 平成　年　月　日	1 男 2 女	同上
05		1 明治 2 大正 3 昭和 4 平成　年　月　日	1 男 2 女	同上
06		1 明治 2 大正 3 昭和 4 平成　年　月　日	1 男 2 女	同上
07		1 明治 2 大正 3 昭和 4 平成　年　月　日	1 男 2 女	同上
08		1 明治 2 大正 3 昭和 4 平成　年　月　日	1 男 2 女	同上
09		1 明治 2 大正 3 昭和 4 平成　年　月　日	1 男 2 女	同上

II 食事状況 / 身体状況

6. 仕事の構成	朝	昼	夕	1日の身体活動量（歩数）（20歳以上）	歩数計の装着状況 明け方から寝るまで、ほぼずっと帯びていました（入浴、水泳中など省く）
					はい　いいえ（いずれかに、レ印をつけて下さい）

-1- 　　　-2-

| 朝食 | 昼食① | 昼食② | 夕食 | 間食 | 予備 |

食物摂取状況調査

家族が食べたもの，飲んだもの（水以外）はすべて記載して下さい　　その料理は，誰がどの割合で食べましたか？（残した分があれば「残食分」に書いて下さい）

料理名	食品名	使用量（重量または目安量とその単位）	廃棄量	氏名 健一 1	氏名 泰子 2	氏名 二郎 3	氏名 綾香 4	氏名 三郎 5	氏名 りさ 6	氏名 英三郎 7	氏名 8	氏名 9	残食分 残
ごはん	ごはん	120g		0	0	0	0	0	0	1			
ごはん	ごはん	170g		0	1	0	0	0	0	0			
パン	食パン	8枚切り1/2枚		0	1	0	0	0	0	0			
	マーガリン	小さじ1/2											
煮物	とりもも肉（皮つき）	100g		0	1	0	0	0	0	0			7
	じゃがいも（皮つき）	300g	30g										
	人参	60g											
	砂糖	大さじ1											
	酒	大さじ3											
	しょうゆ	大さじ2											
お浸し	ほうれん草（ゆで）	300g		0	1	0	0	0	0	1			4
	削り節	1袋											
	しょうゆ	小さじ2											
ゆで卵	たまご	2個（L玉）	カラ	0	0	1	0	0	0	1			
	マヨネーズ	大さじ1		0	0	1	0	0	0	0			
みそ汁	大根	100g		0	30	0	0	0	0	0			70
	カットわかめ（乾）	大さじ1/2			%								%
	淡色辛みそ	大さじ3											
	だしの素	小さじ2											
ゆで卵（書き忘れ）	塩	1つまみ		0	0	0	0	0	0	1			

図8.3 栄養摂取状況調査票

厚生労働省，平成27年国民健康・栄養調査より．

(b) 食事状況

調査期間（1日間）の朝昼夕の食事について，主食（ごはん，パン，めんなど）が，「外食」，「調理済み食」，「家庭食」のどれに該当するか，該当の番号を選択して記入する．「外食と家庭食」または「調理済み食品と家庭食」などのように，組み合わせて食べた場合は，主食の量が多いほうにあてはまる番号を選ぶ．主食を食べなかった場合には，「菓子，果物，乳製品，嗜好飲料などの食品のみを食べた場合」「錠剤などによる栄養素の補給，栄養ドリンク剤のみの場合」「食事をしなかった場合（欠食）」から選択することになり，この3つの項目より**欠食率**が集計される．

(c) 身体状況

「1日の身体活動量（歩数）」は，栄養摂取状況調査日と同じ期間に行われるため，対象者の記録がしやすいように栄養摂取状況調査票に便宜的に設けている．また，調査日の歩数計の装着状況を確認する欄も設けられている．

(d) 食物摂取状況

秤量・目安量法に**比例案分法**（図8.4）を組み合わせた方法が用いられている．この方法は，世帯単位での調査を基本とし，世帯で食べた料理（食物）を家族（各世帯員）でどのように分けて食べたのか，あるいは残食したのか，その比率が記入される．つまり，各食品の総重量と個人ごとの比率から個人の摂取量を推定する方法である．各食品の重量は，対象者に秤を用いて秤量記入してもらうが，使用量が少なく秤量困難なものや外食などについては目安量（大きさ，個数，○人前など）で記入してもらう．

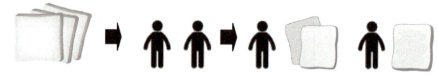

食パン6枚切り3枚　　　　Aさんが2枚，Bさんが　　　　案分比率は2：1となる
　　（180g）　　　　　　　1枚食べたとすると…

図8.4 比例案分法

調査員である管理栄養士らは，被調査世帯を直接訪問して，記入状況を点検するとともに不備の是正や記入の説明にあたり，より正確な把握を行うことができるようにしている．加工食品，飲料，サプリメントなどは，容器，包装などを保存しておいてもらい，相互の内容確認を行いやすくするとともに，食べた状態ができるだけ評価できるような工夫をしている保健所も多い．また，調査票自体に記入することが困難な世帯などもあり，調査員は被調査者からの聞き取り調査や，被調査者のメモの転記など，1つひとつの情報を活かすために真摯な努力を重ねている．

また，栄養素等摂取量の算出には，**日本食品標準成分表**を使用している．栄養素等摂取量は，調理後（ゆで，油いためなど）の成分値が成分表に収載されている食品はこれを用い，そのほかの食品は，成分表に収載されている調理による**重量変化率**を加味して算出している．つまり，なるべく口に入る状態の栄養素等摂取量が把握されている．

③ 生活習慣調査

栄養摂取状況調査と同時に実施する．**留め置き法**による質問紙調査とし，被調査世帯の世帯員のうち調査対象年齢以上（調査項目により毎年調査年齢が異なる）の全員に，生活習慣調査票を配付して記入してもらう．**生活習慣調査**からは，WHO の定義に基づく喫煙率や飲酒習慣者の割合，食習慣，身体活動などの改善の意欲，糖尿病などの受診状況や食生活などの指導経験の有無など，生活習慣に関する多くの指標が求められる．なお，生活習慣調査の質問項目は毎年異なる．生活習慣調査票の例を図 8.5 に示す．

ワンポイント

留め置き法

調査員が対象者を訪問して調査票を配布し，後日再訪して回収する方法．再訪の際，記入内容をチェックしたり追加の調査をしたりすることができる．

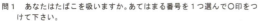

問1　あなたはたばこを吸いますか。あてはまる番号を1つ選んで○印をつけて下さい。

　　　1　毎日吸っている
　　　2　時々吸う日がある
　　　3　以前は吸っていたが、1ヶ月以上吸っていない　　→ 問2へ
　　　4　吸わない

（問1－1）たばこをやめたいと思いますか。あてはまる番号を1つ選んで○印をつけて下さい。

　　　1　やめたい
　　　2　本数を減らしたい
　　　3　やめたくない
　　　4　わからない

問2　あなたはこの1ヶ月間に、自分以外の人が吸っていたたばこの煙を吸う機会（受動喫煙）がありましたか。次のアからコのすべての場所について、それぞれあてはまる番号を1つ選んで○印をつけて下さい。

※学校、飲食店、遊技場などに勤務していて、その職場で受動喫煙があった場合は、「イ　職場」欄に記入して下さい。

	1. ほぼ毎日	2. 週に数回程度	3. 週に1回程度	4. 月に1回程度	5. 全くなかった	6. 行かなかった
ア 家庭	1	2	3	4	5	
イ 職場	1	2	3	4	5	6
ウ 学校	1	2	3	4	5	6
エ 飲食店	1	2	3	4	5	6
オ 遊技場 （ゲームセンター、パチンコ、競馬場など）	1	2	3	4	5	6
カ 行政機関 （市役所、町村役場、公民館など）	1	2	3	4	5	6
キ 医療機関	1	2	3	4	5	6
ク 公共交通機関	1	2	3	4	5	6
ケ 路上	1	2	3	4	5	6
コ 子供が利用する屋外の空間 （公園、通学路など）	1	2	3	4	5	6

図 8.5　生活習慣調査票（抜粋）

厚生労働省，平成 28 年国民健康・栄養調査より．

国民健康・栄養調査と食事摂取基準

3 日本人の食事摂取基準

食事摂取基準とは，健康な個人および集団を対象として，国民の健康の保持・増進，生活習慣病の予防のために参照するエネルギーおよび栄養素の摂取量の基準を示すものである．科学的根拠と国民健康・栄養調査による栄養摂取量の現状を考慮し5年ごとに改定されている．戦前，**栄養要求量**といわれ，その後，**栄養所要量**として欠乏症の予防を主眼としてきたが，2005（平成17）年に過剰摂取への対応も含めて確率論の考え方を取り入れた**食事摂取基準**の概念が全面導入され現在に至る．

【食事摂取基準（2020年版）の特徴】

① 策定の方向性

栄養に関連した身体・代謝機能の低下の回避の観点から，健康の保持・増進，生活習慣病の発症予防および重症化予防に加え，高齢者の低栄養予防や**フレイル**予防も視野に入れて策定が行われた．このため，関連する各種疾患ガイドラインとも調和を図っていくことを考慮している（図8.6）．

ワンポイント

フレイル

現在のところ世界的に統一された概念は存在せず，フレイルを健常状態と要介護状態の中間的な段階に位置づける考え方と，ハイリスク状態から重度障害状態までをも含める考え方がある．食事摂取基準においては，食事摂取基準の対象範囲を踏まえ，前者の考え方を採用している．

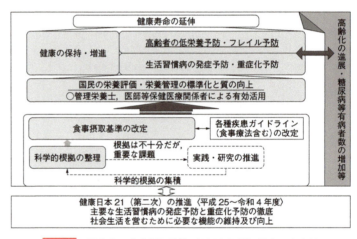

図8.6 日本人の食事摂取基準（2020年版）策定の方向性

厚生労働省，日本人の食事摂取基準（2020年版）「日本人の食事摂取基準」策定検討会報告書，p.1より．
https://www.mhlw.go.jp/content/10904750/000586553.pdf

② 対　象

対象は健康な個人および集団である．ただし，生活習慣病（高血圧，脂質異常，高血糖，腎機能低下）であっても，自立した日常生活（歩行や家事）を営んでいて，BMIが標準より著しく外れていない者も対象に含まれる（治療を目的とする場合は，治療ガイドラインなどの栄養管理指針を用いる）．

<table>
<thead>
<tr><th>〈目的〉</th><th>〈種類〉</th></tr>
</thead>
<tbody>
<tr><td>摂取不足の回避</td><td>推定平均必要量，推奨量
※これらを確定できない場合の代替指標：目安量</td></tr>
<tr><td>過剰摂取による健康障害の回避</td><td>耐容上限量</td></tr>
<tr><td>生活習慣病の予防</td><td>目標量</td></tr>
</tbody>
</table>

図 8.7 栄養素の指標の目的と種類

③ 指　標

（a）エネルギーの指標

エネルギーの摂取量および消費量のバランス（エネルギー収支バランス）の維持を示す指標として，**BMI**（body mass index，**体格指数**）が採用され，年齢別の BMI の目標値も示された.

（b）栄養素の指標

栄養素の指標の概念は従来通り，3 つの目的から成る指標で構成されている．指標の概念と特徴を図 8.7 に示す.

摂取不足の回避を目的として，**推定平均必要量**（EAR）がある．EAR は，半数の人が必要量を満たす量である．EAR を補助する目的で**推奨量**（RDA）を設定した．RDA はほとんどの人が充足している量である.

十分な科学的根拠が得られず，EAR と RDA が設定できない場合に，**目安量**（AI）が設定されている．一定の栄養状態を維持するのに十分な量であり，AI 以上を摂取している場合は不足のリスクはほとんどない．過剰摂取による健康障害の回避を目的として，**耐容上限量**（UL）が設定されている.

生活習慣病の予防を目的に，生活習慣病の予防のために現在の日本人が当面の目標とすべき摂取量として**目標量**（DG）が設定されている.

公衆栄養活動で食事摂取基準を用いる場合は，摂取量と BMI の分布と食事摂取基準の指標から，統計学的手法を理解し，摂取不足や過剰摂取の可能性がある人の割合を推定し集団のアセスメントを行う．PDCA サイクルに則って公衆栄養計画を実施し，一定期間ののち再度調査し，改善したかの検証をする．その後，検証に基づいて改善を行う（図 2.1 参照）.

EAR
estimated average requirement

RDA
recommended dietary allowance

AI
adequate intake

UL
tolerable upper intake level

DG
tentative dietary goal for preventing life-style related diseases

④ 国民健康・栄養調査と食事摂取基準

国民健康・栄養調査の結果は，食事摂取基準を定める際の参考にされている（8.3 節参照）．たとえば，日本人の食事摂取基準（2020 年版）において 18 歳以上の**参照体位**（参照身長，参照体重）は，2016（平成 28）年国民健康・栄養調査における当該の性および年齢階級における身長・体重の中央値とし，女性については妊婦，授乳婦を除いて算出されている（表 8.3）.

 ワンポイント

参照体位
性および年齢に応じ，日本人として平均的な体位をもった人を想定した参照値として，食事摂取基準内で提示されている.

性別	男性		女性[2]	
年齢	参照身長（cm）	参照体重（kg）	参照身長（cm）	参照体重（kg）
0～5（月）	61.5	6.3	60.1	5.9
6～11（月）	71.6	8.8	70.2	8.1
6～8（月）	69.8	8.4	68.3	7.8
9～11（月）	73.2	9.1	71.9	8.4
1～2（歳）	85.8	11.5	84.6	11.0
3～5（歳）	103.6	16.5	103.2	16.1
6～7（歳）	119.5	22.2	118.3	21.9
8～9（歳）	130.4	28.0	130.4	27.4
10～11（歳）	142.0	35.6	144.0	36.3
12～14（歳）	160.5	49.0	155.1	47.5
15～17（歳）	170.1	59.7	157.7	51.9
18～29（歳）	170.3	63.2	158.0	50.0
30～49（歳）	170.7	68.5	158.0	53.1
50～69（歳）	166.6	65.3	153.5	53.0
70 以上（歳）	160.8	60.0	148.0	49.5

表8.3　参照体位（参照身長，参照体重）[1]

[1] 0～17歳は，日本小児内分泌学会・日本成長学会合同標準値委員会による小児の体格評価に用いる身長，体重の標準値をもとに，年齢区分に応じて，当該月齢ならびに年齢階級の中央時点における中央値を引用した．ただし，公表数値が年齢区分と合致しない場合は，同様の方法で算出した値を用いた．18歳以上は，平成22年，23年国民健康・栄養調査における当該の性および年齢階級における身長・体重の中央値を用いた．
[2] 妊婦，授乳婦を除く．

　食事摂取基準は，国民の栄養素摂取状態を反映していると考えられる代表的な研究論文を引用したうえで決定しているが，適切な論文がない場合には，公表された直近の国民健康・栄養調査結果で安定したデータを用いた値を引用している．すなわち，国民健康・栄養調査で得られた結果は，国民の健康の保持・増進，生活習慣病の予防のために参照するエネルギーおよび栄養素の摂取量の基準策定の一端を担っている．

練 習 問 題

→ p. 69～74参照

1　国民健康・栄養調査に関する記述である．正しいのはどれですか．
　（1）調査対象者の年齢は，満3歳以上である．
　（2）調査時期は，10月中の3日間である．
　（3）1日の身体活動量は，歩数の計測で把握している．
　（4）調査内容は，栄養摂取状況調査と身体状況調査の2つである．
　（5）栄養摂取状況調査は調査員による24時間思い出し法で実施している．

演習　厚生労働省のHPにアクセスして，近年の国民健康・栄養調査結果を入手しよう．栄養素等摂取状況調査の結果をみて，日本人の食事摂取基準と比べてみよう．

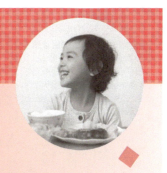

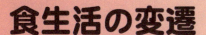

9章

食生活の変遷

・・・・・・・・・ CHAPTER GUIDANCE & KEYWORD ・・・・・・・・・

**9章で
学ぶこと**

この章では，国民健康・栄養調査の結果に基づいた栄養素等摂取量の推移を学びます．調査内容から，成人の身体状況，栄養・食生活，健康状態について把握しておきましょう．また，生活習慣調査票において，毎年度設定される重点項目についてもおさえておきましょう．

**9章の
キーワード**

☐ 栄養素等摂取量　☐ 食品群別摂取量　☐ 食生活の欧米化　☐ 朝食の欠食
☐ 外食　☐ 中食　☐ 食の外部化・簡便化　☐ こ食　☐ 生活習慣病

① 栄養素等摂取量の推移

公衆栄養を実施するうえで，国民の栄養・食生活の現状の把握や，地域ごとの食文化などについての認識は不可欠である．それらの情報を得るには，国民健康・栄養調査（厚生労働省），食料需給表（農林水産省），家計調査（総務省）といった，公的機関が行っている調査をあたるとよい．とりわけ，戦後から現在の食生活を俯瞰*するには，国民健康・栄養調査の結果が適している．

国民健康・栄養調査において，栄養素等摂取量の算出には**日本食品標準成分表**（以下，**成分表**）が使用されている．栄養素等摂取量について，調理後（ゆで，油いためなど）の成分値が成分表に収載されている食品は，この数値を用いている．また，そのほかの食品については，成分表に収載されている調理による**重量変化率**を加味して算出している（第8章参照）．

本章の学習到達目標

S 日本人の食事・食生活の変化および生活習慣病との関連を，国民健康・栄養調査などの公的機関が行っている調査結果を用いて総合的に説明できる

A 戦後から現代における日本人の食事・食生活の変化および生活習慣病との関連を説明できる

B 現代の日本人の食事・食生活と生活習慣病の関係を説明できる

C 現代の日本人がどのような食事・食生活を送っているか知っている

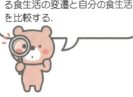

500
450
400
350
300
250
200
150
100
95
90
80
70
60

動物性脂質
動物性たんぱく質
脂質
カルシウム
炭水化物
たんぱく質
エネルギー
鉄

昭和25 30 35 40 45 50 55 60 平成 7 11 16 21 26 27
21   2

図 9.1　栄養素等摂取量の推移

国民健康・栄養調査における 1946（昭和 21）年の各栄養素を 100 として作図〔動物性脂質は 1947（昭和 27）年を 100 とした〕.

＊高いところからみ下ろすこと, 全体を上からみること.

　図 9.1 は栄養素等摂取量の年次推移であり，戦後の 1945（昭和 21）年を 100（＝ 1,902 kcal/日）とし，エネルギー，たんぱく質，脂質，炭水化物など 8 項目について示している.

　エネルギーは，1970（昭和 45）年をピークに漸減しており，2015（平成 27）年には 99.3（1,889 kcal/日）となっている.

　炭水化物は，昭和 40 年代以降徐々に減少しており，近年は 1945（昭和 21）年の 7 割程度の摂取量で横ばい傾向にある.

　また，1945（昭和 21）年〜1970（昭和 45）年にかけて，動物性脂質は約 4 倍，脂質および動物性たんぱく質は約 3.5 倍，カルシウムは約 2 倍と，大きな増加がみられ，その後は横ばいで推移している.

　たんぱく質は，摂取量が年々増加傾向にあったが，1975（昭和 50）年をピークに，ゆるやかに減少している.

　2015（平成 27）年の国民健康・栄養調査に基づき年齢階級別の栄養素等摂取量をみると，15〜19 歳が 2,243 kcal と最もエネルギーを摂取している（表 9.1）．また高齢者において，脂溶性ビタミン（A, D, E, K）や葉酸，ビタミン C，食物繊維の摂取量が多い．7〜14 歳のカルシウムの摂取量が多いのは，学校給食でだされる牛乳によるものであるが，日本人の食事摂取基準（2020 年版）における推奨量に達していない.

　そして，脂肪エネルギー比率をみると，15 〜 19 歳および 20 〜 29 歳で，日本人の食事摂取基準（2020 年版）の目標量である 20 〜 30％を超えている.

　食塩摂取量は，1972（昭和 47）年の国民 1 人あたりの平均値は 14.5 g で

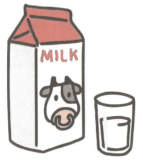

カルシウム摂取量はどの年代も推奨量に達していない

表 9.1 栄養素等摂取量——エネルギー・栄養素など，年齢階級別，平均値（総数，1歳以上，1人1日あたり）

		総数	1～6歳	7～14歳	15～19歳	20～29歳	30～39歳	40～49歳	50～59歳	60～69歳	70歳以上	（再掲）20歳以上	（再掲）75歳以上
		平均値	平均値	平均値	平均値	平均値	平均値	平均値	平均値	平均値	平均値	平均値	平均値
調査人数	人	7,456	353	597	334	470	709	1,035	959	1,373	1,626	6,172	1,051
エネルギー	kcal	1,889	1,283	1,963	2,243	1,953	1,901	1,908	1,942	1,959	1,796	1,898	1,739
たんぱく質	g	69.1	44.6	69.9	79.9	70.4	67.5	67.4	71.1	73.3	68.5	69.8	65.8
うち動物性	g	37.3	25.2	40.0	46.5	39.2	36.5	35.8	38.0	38.9	36.1	37.3	34.5
脂質	g	57.0	40.4	64.7	75.6	64.1	59.2	59.4	58.4	57.4	48.4	56.2	46.0
うち動物性	g	28.7	21.0	35.3	39.7	32.6	29.5	28.9	28.5	28.5	24.6	28.0	23.6
飽和脂肪酸	g	15.65	12.84	20.72	21.23	17.63	16.14	15.99	15.58	15.14	12.72	15.02	12.18
一価不飽和脂肪酸	g	19.47	13.40	21.54	26.94	22.54	20.61	20.84	20.08	19.42	15.91	19.21	15.00
n-6系脂肪酸	g	9.54	6.35	9.85	12.48	10.55	9.94	10.04	10.01	9.74	8.30	9.54	7.79
n-3系脂肪酸	g	2.20	1.23	1.88	2.49	2.13	2.07	2.14	2.28	2.48	2.31	2.27	2.18
コレステロール	mg	313	206	322	416	342	308	301	324	330	294	313	282
炭水化物	g	257.8	181.4	268.0	299.9	261.4	257.2	255.8	257.9	264.6	256.9	259.0	252.5
食物繊維	g	14.5	8.7	13.3	13.8	12.4	12.9	13.4	14.6	16.8	16.5	15.0	15.9
うち水溶性	g	3.4	2.1	3.2	3.2	3.0	3.1	3.2	3.4	3.9	3.7	3.5	3.6
うち不溶性	g	10.6	6.3	9.7	10.1	9.0	9.4	9.8	10.7	12.3	12.1	11.0	11.7
ビタミンA	μgRE*1	534	415	563	509	481	496	479	535	597	569	540	567
ビタミンD	μg	7.5	4.4	5.7	6.5	6.5	6.2	6.2	7.5	9.3	9.3	7.9	9.1
ビタミンE	mg*2	6.6	4.3	6.1	7.5	6.4	6.2	6.4	6.8	7.5	6.8	6.8	6.4
ビタミンK	μg	242	132	190	231	207	217	231	244	288	275	254	258
ビタミンB₁	mg	0.86	0.57	0.90	1.04	0.91	0.83	0.85	0.86	0.91	0.84	0.86	0.80
ビタミンB₂	mg	1.17	0.83	1.27	1.24	1.12	1.05	1.07	1.18	1.25	1.23	1.17	1.20
ナイアシン	mgNE*3	14.6	7.3	11.8	15.1	14.0	14.3	14.8	16.0	16.4	14.8	15.2	13.8
ビタミンB₆	mg	1.13	0.71	1.02	1.16	1.05	1.04	1.06	1.15	1.27	1.22	1.16	1.17
ビタミンB₁₂	μg	5.9	3.1	5.0	5.1	5.0	5.1	4.9	6.1	7.2	7.1	6.2	6.8
葉酸	μg	291	154	236	264	249	253	263	300	345	343	306	329
パントテン酸	mg	5.50	4.00	6.01	6.19	5.32	5.16	5.23	5.51	5.84	5.56	5.49	5.35
ビタミンC	mg	98	53	68	79	72	69	76	95	127	133	104	128
ナトリウム	mg	3,811	2,124	3,422	3,955	3,837	3,794	3,755	4,014	4,151	3,919	3,937	3,797
食塩相当量	g*4	9.7	5.4	8.7	10.0	9.7	9.6	9.5	10.2	10.5	10.0	10.0	9.6
食塩相当量	g/1,000 kcal	5.2	4.2	4.5	4.6	5.2	5.2	5.1	5.4	5.5	5.6	5.4	5.6
カリウム	mg	2,295	1,499	2,184	2,202	2,004	2,062	2,116	2,332	2,605	2,543	2,356	2,440
カルシウム	mg	517	436	657	505	449	437	456	496	560	557	509	540
マグネシウム	mg	244	148	223	236	218	224	232	256	276	264	252	253
リン	mg	990	692	1,067	1,091	954	930	941	1,009	1,057	1,005	994	967
鉄	mg	7.6	4.2	6.6	7.8	7.1	7.0	7.1	7.8	8.5	8.3	7.8	8.0
亜鉛	mg	8.0	5.4	8.6	9.9	8.5	8.0	8.0	8.1	8.3	7.7	8.0	7.4
銅	mg	1.13	0.69	1.07	1.23	1.10	1.08	1.08	1.16	1.23	1.19	1.16	1.15
脂肪エネルギー比率	%*5	26.9	27.8	29.5	30.4	29.0	27.9	27.9	27.0	26.1	23.9	26.4	23.4
炭水化物エネルギー比率	%*5,6	58.4	58.3	56.2	55.3	56.5	57.7	57.8	58.1	58.7	60.8	58.8	61.5
動物性たんぱく質比率	%*5	52.3	54.9	56.2	56.8	53.4	51.9	51.3	51.9	51.3	50.8	51.5	50.6
穀類エネルギー比率	%*5	41.2	39.9	41.6	43.1	44.2	43.8	43.1	40.6	38.7	40.2	41.1	40.9

*1 RE：レチノール当量
*2 α-トコフェロール量（α-トコフェロール以外のビタミンEは含んでいない）
*3 NE：ナイアシン当量
*4 食塩相当量＝ナトリウム量（mg）× 2.54/1,000 で算出.
*5 これらの比率は個々人の計算値を平均したものである.
*6 炭水化物エネルギー比率＝ 100 － たんぱく質エネルギー比率 － 脂肪エネルギー比率で算出.
厚生労働省，平成 27 年国民健康・栄養調査より一部改変.

あったが，2000（平成 12）年には 13.1 g となり，1.5 g 程度減少している．2001（平成 13）年以降も減少傾向にあり，2018（平成 30）年では国民 1 人あたり 10.1 g，成人男性の平均値で 11.0 g，女性 9.3 g となっている．なお，日本人の食事摂取基準（2020 年版）で示された成人における 1 日あたりの目標量は男性 7.5 g／日未満，女性 6.5 g／日未満である．とくに，50 歳以上の 1 日の食塩摂取量が 10 g 以上となっており，高血圧予防の観点から，目標値に近づけるようさらなる低下がのぞまれる．

② 食品群別摂取量の推移

　表 9.2 に，**食品群別摂取量**の推移を示した．途中で調査方法が変わっている項目もあるため，すべてを単純に比較することはできないが，食品群別の摂取の推移を知る参考になる．2001（平成 13）年に，ジャムは「砂糖類」から「果実類」に，味噌は「豆類」から「調味料・香辛料類」に，マヨネーズは「油脂類」から「調味料・香辛料類」に再分類された．動物性食品の総量には「バター」「動物性油脂」が含まれるため，内訳合計としては一致しない．また，2001（平成 13）年より調理を加味した数量を摂取量として把握することになったため，「米・加工品」の米は「めし」・「かゆ」など，「その他の穀類・加工品」の「干しそば」は「ゆでそば」など，「藻類」の「乾燥わかめ」は「水戻しわかめ」など，「嗜好飲料類」の「茶葉」は「茶浸出液」などで算出している．「その他のいも・加工品」には「でんぷん・加工品」が含まれ，「その他の野菜」には「野菜ジュース」「漬けもの」が含まれる．補助栄養素・特定保健用食品に関しては，2003（平成 15）年〜2011（平成 23）年まで調査している（表 9.2 注参照）．

（1）穀類の摂取量

　2001（平成 13）年に，「米・加工品」の米は「めし」・「かゆ」など，調理後の重量で算出されるようになったことに留意する必要がある．つまり，2000 年（平成 12）年までは，炊飯する前の米重量で，2001（平成 13）年以降は炊飯後のめし重量で示されている．炊飯すると，米重量は約 2.3 倍になるため，1975（昭和 50）年の「米・加工品」248.3 g をめし重量に換算すると約 571 g となり，近年より茶碗 1 杯分（約 150 g）「米・加工品」を多く摂取していたことになる．「米・加工品」の摂取量は年々減少傾向にあり，「小麦・加工品」の摂取量はやや増加傾向にある．

（2）いも類の摂取量

　いも類は，食糧の乏しかった戦後に主食として消費されていたが，米類

表 9.2　食品群別摂取量の平均値の年次推移（総数、1 人 1 日あたり）

	昭和50年 1975	55年 1980	60年 1985	平成2年 1990	7年 1995	12年 2000	13年 2001	14年 2002	15年 2003	16年 2004	17年 2005	18年 2006	19年 2007	20年 2008	21年 2009	22年 2010	23年 2011	24年 2012	25年 2013	26年 2014	27年 2015
総量 Total	1,411.6	1,351.9	1,345.6	1,331.4	1,449.2	1,379.6	2,041.5	2,042.0	2,070.6	2,068.2	2,080.7	2,087.1	2,084.5	2,038.2	2,070.9	1,994.5	2,027.5	2,018.3	2,019.1	1,996.8	2,205.8
穀類 Grains 総量 Total	340.0	319.1	308.9	285.2	264.0	256.8	464.1	460.5	462.0	449.5	452.0	449.8	445.7	448.8	442.2	439.7	433.9	439.7	434.9	435.9	430.7
米・加工品 Rice and Rice Products	248.3	225.8	216.1	197.9	167.9	160.4	356.3	353.6	356.0	343.0	343.9	344.8	337.7	341.6	334.6	332.0	323.0	329.1	321.7	325.0	318.3
小麦・加工品 Wheat and Wheat Products	90.2	91.8	91.3	84.8	93.7	94.3	99.6	98.0	96.6	98.4	99.3	95.7	99.0	97.3	99.4	100.1	103.0	102.4	105.3	101.9	102.6
その他の穀類・加工品 Others	1.5	1.5	1.5	2.6	2.5	2.1	8.1	8.9	9.3	8.1	8.8	9.3	8.9	10.0	8.2	7.6	7.9	8.1	7.9	9.0	9.8
いも類 Potatoes 総量 Total	60.9	63.4	63.2	65.3	68.9	64.7	63.0	62.5	59.7	60.5	59.1	62.1	56.3	56.6	54.6	53.3	54.1	54.3	52.6	52.9	50.9
さつまいも・加工品 Sweet-	11.0	10.4	10.7	10.3	10.8	9.3	7.1	7.7	7.1	7.1	7.2	7.2	7.1	7.5	6.7	7.2	6.5	7.4	6.8	6.9	6.6
じゃがいも・加工品 White-	22.1	23.2	25.6	28.2	30.3	30.5	31.5	30.2	28.5	29.3	28.5	29.2	28.0	26.4	26.5	25.9	27.5	26.4	25.2	24.9	25.1
その他のいも・加工品 Others	27.8	29.8	26.9	26.7	27.8	24.9	24.5	24.6	24.0	24.1	23.5	25.6	21.2	23.1	21.4	20.3	20.1	20.6	18.2	18.8	17.3
砂糖・甘味料 Sugar and Sweetener	14.6	12.0	11.2	10.6	9.9	9.3	7.2	7.2	7.2	7.1	7.0	7.1	6.7	6.7	6.6	6.7	6.6	6.5	6.6	6.3	6.6
豆類 Legumes 総量 Total	70.0	65.4	66.6	68.5	70.0	70.2	57.2	58.9	58.1	61.5	59.3	56.3	56.0	56.2	55.6	55.3	51.7	57.9	60.4	59.4	60.3
大豆・加工品 Soybeans and Soybean Products	67.2	63.2	64.3	66.2	68.0	68.4	55.3	57.3	56.4	59.8	57.7	55.0	54.4	54.8	54.0	53.9	50.3	56.6	59.1	58.2	58.6
その他の豆・加工品 Others	2.8	2.2	2.3	2.3	2.0	1.9	2.0	1.6	1.7	1.7	1.5	1.3	1.6	1.4	1.6	1.3	1.4	1.3	1.3	1.2	1.7
種実類 Seeds and Nuts	1.5	1.3	1.4	1.4	2.1	1.9	2.2	2.3	2.1	2.1	1.9	2.1	2.0	1.8	1.9	2.1	2.0	2.1	1.9	2.0	2.3
野菜類 Vegetables 緑黄色野菜 Green, Yellow-	48.2	51.0	73.9	77.2	94.0	95.9	93.6	88.9	94.2	84.0	94.4	95.6	92.2	93.4	93.4	87.9	86.6	86.8	83.6	88.2	94.4
その他の野菜 Others	189.9	192.3	178.1	162.8	184.4	180.1	185.9	180.8	183.4	169.8	185.3	192.1	184.6	189.4	187.5	180.0	179.8	187.8	187.8	192.2	187.6
果実類 Fruits	193.5	155.2	140.6	124.8	133.0	117.4	132.0	124.3	115.1	119.2	125.7	107.5	111.6	116.8	113.0	101.7	105.7	107.0	111.9	105.2	107.6
きのこ類 Mushrooms	8.6	8.1	9.7	10.3	11.8	14.1	14.9	14.9	15.0	15.0	16.2	15.3	16.0	15.3	15.6	16.8	14.7	16.1	16.6	15.8	15.7
藻類 Seaweeds	4.9	5.1	5.6	6.1	5.3	5.5	13.5	14.6	13.2	12.9	14.3	12.8	11.4	10.0	10.3	11.0	10.4	9.9	10.2	9.6	10.0
動物性食品 Food of Animal Origin 総量 Total	303.3	313.3	320.0	340.0	366.8	338.7	378.5	371.9	327.7	331.4	324.7	323.0	323.5	302.0	307.9	308.2	314.8	319.7	323.2	315.3	329.0
魚介類 Fish and Shellfish	94.0	92.5	90.0	95.3	96.9	92.0	94.0	88.2	86.7	82.6	84.0	80.2	80.2	78.5	74.2	72.5	72.7	70.0	72.8	69.4	69.0
肉類 Meat and Poultry	64.2	67.9	71.7	71.2	82.3	78.2	76.3	77.5	76.9	77.9	80.2	80.4	82.6	77.7	82.9	82.5	83.6	88.9	89.6	89.1	91.0
卵類 Eggs	41.5	37.7	40.3	42.3	42.1	39.7	36.8	36.5	36.6	34.4	34.2	36.0	35.6	33.6	34.3	34.8	34.8	33.9	33.9	34.8	35.5
乳類 Milk and Dairy Products	103.6	115.2	116.7	130.1	144.5	127.6	170.0	168.5	126.4	135.4	125.1	125.3	123.9	111.2	115.4	117.3	122.7	125.8	125.8	121.0	132.2
油脂類 Fats and Oils	15.8	16.9	17.7	17.6	17.3	16.4	11.3	10.9	10.4	10.5	10.4	10.2	10.2	9.5	9.9	10.1	10.1	10.4	10.3	10.5	10.8
菓子類 Confectionery	29.0	25.0	22.8	20.3	26.8	22.2	26.7	26.5	25.8	25.6	25.3	26.0	26.3	26.8	24.8	25.1	25.2	26.7	26.7	26.4	26.7
調味嗜好飲料類 嗜好飲料類 Beverages	119.7	109.7	113.4	137.4	190.2	182.3	509.3	531.6	592.8	616.4	601.6	621.9	634.4	597.2	641.6	598.5	632.2	603.9	605.0	597.9	788.7
調味料・香辛料類 Seasoning and Spices							83.5	87.5	93.2	92.0	92.8	93.7	93.0	95.3	92.4	87.0	87.5	90.6	88.7	80.3	85.7
補助栄養素・特定保健用食品 Dietary Supplements and Food for Specified Health Uses	—	—	—	—	—	—	—	—	11.9	11.6	11.8	12.8	15.8	13.2	14.5	12.3	13.2	—	—	—	—
その他 Others	11.7	14.0	13.7	14.3	17.6	19.4															

注1) 平成13年より分類が変更された。とくに「ジャム」は「果実類」から「果実類」に，「味噌」は「豆類」から「調味料・香辛料類」に，「マヨネーズ」は「油脂類」は「調味料・香辛料類」に分類された。「動物性食品」の「総量」には「バター」，「動物性油脂」が含まれるため，内訳合計としては一致しない。また，平成13年より調理を加味した数量となり，「米・加工品」の米は「めし」・「かゆ」など，「その他の穀類・加工品」の「麦類」は「ゆでそば」など，「藻類」の「乾燥わかめ」は「水戻しわかめ」など，「嗜好飲料類」の「茶類」は「茶浸出液」などで算出している。「その他のいも・加工品」には「でんぷん」，「加工品」には「ドリンク状の製品（薬剤も含む）」が含まれる。

注2) 平成15年～23年までは補助栄養素（顆粒，錠剤，カプセル，ドリンク状の製品（薬剤を含む））および特定保健用食品からの摂取量の調査を行った。

注3) 平成24年は抽出率等を考慮した全国補正値である。

厚生労働省，平成27年国民健康・栄養調査より。

の摂取が増加していくにつれて減少していった．1975（昭和 50）年頃から摂取量は横ばいである．

（3）砂糖・甘味料類，油脂類の摂取量

砂糖・甘味料類，油脂類の摂取量は，1975（昭和 50）年に比べ，近年ともに減少傾向にある．これらは，おもに調味料としての摂取量を示しており，菓子類や嗜好飲料類に含まれている砂糖・甘味料類，油脂類は加味されていない．実際に経口摂取している砂糖の量は，1 人 15.5 kg/年といわれている[*]．つまり，1 日約 42.5 g 摂取していることになる．

＊平成 24 年度農畜産業振興機構，「砂糖および異性化糖の需給総括表」．

（4）野菜類の摂取量

野菜類の摂取量は，緑黄色野菜，その他の野菜に分けて集計されている．緑黄色野菜の摂取量は 1975（昭和 50）年の約 1.8 倍に増加しているが，その他の野菜は約 180 g と横ばいで推移している．2015（平成 27）年において，緑黄色野菜は 94.4 g，その他の野菜は 187.6 g，合わせて約 280 g を摂取している．健康日本 21（第二次）の目標量は 350 g 以上であるため，約 70 g 不足しているのが現状であり，小鉢 1 つ分に相当する量である．

（5）動物性食品の摂取量

動物性食品は，図 9.1 の栄養素等摂取量の推移にあるように，戦後著しく摂取量が増えている．動物性食品のうち，魚介類の摂取量は 1975（昭和 50）年に比べて約 20 g 減少している．一方，肉類の摂取量がその分増加している．また，卵類の摂取量は近年やや減少しているが，乳類の摂取量は増加傾向にある．

（6）調味嗜好飲料類の摂取量

調味嗜好飲料類は，2001（平成 13）年から嗜好飲料類と調味料・香辛料類に分けて重量が算出されるようになった．また，「嗜好飲料類」の「茶葉」は「茶浸出液」で算出されるようになったため，2001（平成 13）年以降，摂取量が急増している点に留意する必要がある．嗜好飲料類，調味料・香辛料類ともに，近年横ばいで推移している．

（7）補助栄養素・特定保健用食品の摂取量

2003（平成 15）年〜2011（平成 23）年まで，食生活や栄養素摂取の多様化に対応するため，補助栄養素〔顆粒，錠剤，カプセル，ドリンク状の製品（薬剤も含む）〕および特定保健用食品の摂取量の調査を行った．9 年間にわたる調査の結果，約 12〜15 g と横ばいの摂取量であった．

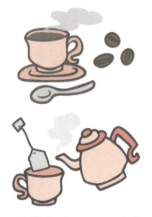

嗜好飲料には，コーヒー，紅茶，ココア，清涼飲料水，お茶，果汁入り飲料などが含まれる

3 料理・食事パターンの変化

　わが国の料理・食事パターンは，かつて米飯を主食とした野菜や魚介類を組み合わせた和食が中心であった．戦後復興期とその後の高度経済成長期を経て，日本人の食生活は大きく変化した．食生活の洋風化が急速に進み，とくに畜産物（肉，乳製品，卵など）や油脂類の消費が拡大していった．

　日本人の食事摂取基準（2015年版）のエネルギー産生栄養素バランスでは，1歳以上のどの年代も，たんぱく質，脂質，炭水化物の目標量は，それぞれ13〜20%（中央値16.5%），20〜30%（25%），50〜65%（57.5%）となっている．2014（平成26）年の国民健康・栄養調査によると，たんぱく質エネルギー比率は14.7%，脂質エネルギー比率は26.3%，炭水化物エネルギー比率は59.0%であり，目標量の範囲内に収まっている．しかし，わが国の1人1日あたりの供給栄養量において，脂質は30%近くに達しており，諸外国においてはのきなみ40%前後に達している（表9.3）．よって，今後食生活の欧米化がいっそう進行すると，脂質の摂取量はますます増加し，適正なエネルギー産生栄養素バランスが維持できなくなるだろう．

　また，近年の健康志向の高まりから，**サプリメント**や**特定保健用食品**（トクホ），**栄養機能食品**，**機能性表示食品**を日常的に摂取する者もいる．知らぬ間に特定の栄養素を過剰摂取してしまうおそれがあるので注意が必要である．

4 近年の食習慣の特徴

（1）若年層に多い朝食の欠食

　朝食の欠食率は，男性は30歳代が，女性は20歳代が最も多く，それぞれ25.6%，25.3%である（図9.2）．しかし，その内情は異なっており，「何も食べない」と回答した者は男性に多く，「菓子・果物などのみ」と回答した者は女性に多い．また，男性の30歳代に次いで，20歳代が24.0%，40歳代が23.8%と，働き盛り世代の朝食の欠食が目立つ．2004（平成16）年からの年次推移をみると，近年の朝食の欠食状況は横ばいとなっている（表9.4）．

　2009（平成21）年国民健康・栄養調査結果によると，習慣的に朝食を欠食している者で，朝食を食べない習慣が，小学生または中学，高校生の頃からはじまったと回答した者の割合を合わせると，男性32.7%，女性25.2%である．学童期あるいは思春期の朝食の欠食習慣が成人後にも影響

ワンポイント

サプリメント

現在，行政的な定義はない．いわゆる健康食品のうち，米国のDietary Supplementのように「特定成分が濃縮された錠剤やカプセル形態の製品」が該当すると考えられている．

特定保健用食品

食品のもつ特定の保健の用途を表示して販売される食品．健康の維持増進に役立つことが科学的根拠に基づいて認められ，「コレステロールの吸収を抑える」などの表示が許可されている．表示されている効果や安全性については国が審査を行い，食品ごとに消費者庁長官が許可している．

特定保健用食品マーク

栄養機能食品

1日に必要な栄養成分（ビタミン，ミネラルなど）が不足しがちな場合，その補給・補完のために利用できる食品．すでに科学的根拠が確認された栄養成分を一定の基準量含む食品であれば，とくに届出などをしなくても，国が定めた表現によって機能性を表示することができる．

機能性表示食品

事業者の責任において，科学的根拠に基づいた機能性を表示した食品．販売前に安全性および機能性の根拠に関する情報などが消費者庁長官へ届け出られたもの．国の許可を受けたものではないことに注意．

表 9.3　諸外国の国民1人・1日あたり供給栄養量（2011）（試算）

	年	熱 量 合計(kcal)	比率(%) 動物性	比率(%) 植物性	たんぱく質 合計(g)	うち動物性 (g)	うち動物性 比率(%)	脂 質 合計(g)	うち油脂類 (g)	うち油脂類 比率(%)	PFC供給熱量比率(%) たんぱく質(P)	脂 質(F)	糖 質(炭水化物)(C)
アメリカ	2011	3468.0	29	71	107.3	70.6	66	161.2	85.9	53	12.4	41.8	45.8
カナダ	2011	3292.0	28	72	101.2	57.4	57	149.7	80.0	53	12.3	40.9	46.8
ドイツ	2011	3267.0	33	67	99.6	61.6	62	145.6	64.8	45	12.2	40.1	47.7
スペイン	2011	3015.0	27	73	99.8	63.7	64	159.9	94.5	59	13.2	47.7	39.0
フランス	2011	3335.0	35	65	107.8	67.7	63	161.9	61.8	38	12.9	43.7	43.4
イタリア	2011	3419.0	27	73	107.0	58.6	55	156.3	84.6	54	12.5	41.1	46.3
オランダ	2011	2975.0	34	66	103.9	70.6	68	116.2	48.6	42	14.0	35.2	50.9
スウェーデン	2011	3000.0	36	64	103.8	70.5	68	131.7	50.9	39	13.8	39.5	46.7
イギリス	2011	3225.0	30	70	99.4	57.5	58	137.5	56.1	41	12.3	38.4	49.3
スイス	2011	3287.0	34	66	90.3	56.9	63	157.0	61.9	39	11.0	43.0	46.0
オーストラリア	2011	3111.0	33	67	100.9	68.1	67	152.6	71.6	47	13.0	44.1	42.9
日　本	2011	2437.6	22	78	79.3	43.6	55	77.3	37.0	48	13.0	28.6	58.4
	2012	2430.5	22	78	79.8	44.3	55	77.3	37.2	48	13.1	28.6	58.3
	2013	2424.9	22	78	78.9	43.5	55	77.1	37.3	48	13.0	28.6	58.4
	2014	2425.6	22	78	77.8	43.1	55	78.7	38.7	49	12.8	29.2	58.0
	2015	2417.5	22	78	77.7	43.1	55	79.2	38.9	49	12.9	29.5	57.6

（資料）農林水産省，「食料需給表」，FAO, "Food Balance Sheets" をもとに農林水産省で試算した.
注）酒類などは含まない.
農林水産省，「平成27年度食料需給表」より.

レベルアップへの豆知識

朝食の欠食率

国民健康・栄養調査では，調査を実施した日（任意の1日）において朝食を欠食した者の割合を算出している．「欠食」とは，下記の3項目の合計値である.
①食事をしなかった場合
②錠剤などによる栄養素の補給，栄養ドリンクのみの場合
③菓子，果物，乳製品，嗜好飲料などの食品のみを食べた場合

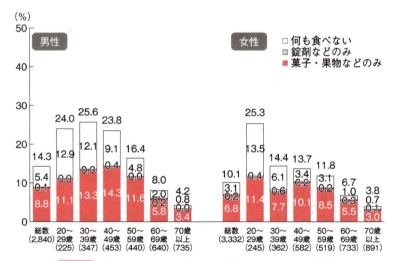

図 9.2　朝食の欠食率の内訳──20歳以上，性・年齢階級別

厚生労働省，平成27年国民健康・栄養調査より.

表9.4 朝食の欠食率の年次推移（20歳以上，性・年齢階級別）（平成17〜27年）（単位：%）

		17年	18年	19年	20年	21年	22年	23年	24年	25年	26年	27年
	総数	14.3	14.2	14.7	15.8	15.5	15.2	16.1	14.2	14.4	14.3	14.3
男性	20〜29歳	33.1	30.5	28.6	30.0	33.0	29.7	34.1	29.5	30.0	37.0	24.0
	30〜39歳	27.0	22.8	30.2	27.7	29.2	27.0	31.5	25.8	26.4	29.3	25.6
	40〜49歳	16.2	20.8	17.9	25.7	19.3	20.5	23.5	19.6	21.1	21.9	23.8
	50〜59歳	11.7	13.1	11.8	15.1	12.4	13.7	15.0	13.1	17.8	13.4	16.4
	60〜69歳	5.6	5.8	7.4	8.1	9.1	9.2	6.3	7.9	6.6	8.5	8.0
	70歳以上	2.8	2.2	3.4	4.6	4.9	4.2	3.7	3.9	4.1	3.2	4.2
	総数	9.3	8.9	10.5	12.8	10.9	10.9	11.9	9.7	9.8	10.5	10.1
女性	20〜29歳	23.5	22.5	24.9	26.2	23.2	28.6	28.8	22.1	25.4	23.5	25.3
	30〜39歳	15.0	13.9	16.3	21.7	18.1	15.1	18.1	14.8	13.6	18.3	14.4
	40〜49歳	10.3	11.0	12.8	14.8	12.1	15.2	16.0	12.1	12.2	13.5	13.7
	50〜59歳	8.3	7.7	9.7	13.4	10.6	10.4	11.2	9.2	13.8	10.7	11.8
	60〜69歳	5.5	4.6	5.1	8.6	7.2	5.4	7.6	6.5	5.2	7.4	6.7
	70歳以上	2.8	2.2	3.8	5.2	4.7	4.6	3.8	3.6	3.8	4.4	3.8

厚生労働省，平成27年国民健康・栄養調査より．

を及ぼしている者が，成人男性の約3人に1人，女性の約4人に1人いることになる．また，習慣的に朝食を欠食している者で，朝食を食べるために必要な支援は，男女とも「早く寝る，よく眠る」と回答した者が最も多く，男性29.8%，女性31.0%であった．一方，朝食をほとんど毎日食べている者においては，男性は「家族や周りの人の支援」（55.7%），女性は「自分で朝食を用意する努力」（58.3%）と回答した者が最も多い．

　朝食を欠食しないためには，ライフスタイルの見直しや，朝食を用意するための自己努力に加え，周囲の支援の必要性が浮き彫りにされた．

(2) 外食および中食の増加

　1970年以降，高度経済成長期とともにわが国の外食産業も進展し，**ファストフード店**や，ファミリーレストランが次つぎと出店された．外食産業元年ともいわれる1970年には，大阪万博のパビリオンにハンバーガー店が出店し，同年，日本初のファミリーレストランが登場し，人びとの注目を浴びた．

　1970年代半ばには**コンビニエンスストア**が出店し，わが国の外食および中食産業は急速に人びとの食生活に定着していった．それにともない，食の外部化に拍車をかけることになった（図9.3）．なお，**中食**とは，市販の弁当やそう菜，家庭外で調理・加工された日もちのしない食品を家庭や職場・学校などでそのまま（調理加熱することなく）食べることである．レストランなどへでかけて食事をする外食と，家庭内で手づくり料理を食べる内食の中間に位置づけられることから，このようによばれる．調理の

> 💡 ワンポイント
>
> **ファストフード（fast food）**
> 短時間で調理，あるいは注文してからすぐ食べられる手軽な食品や食事のこと．

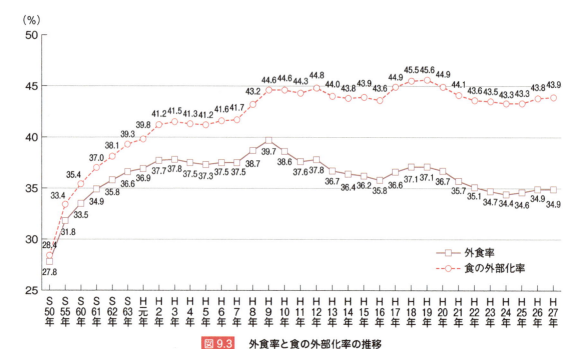

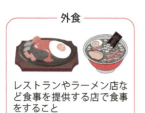

外食

レストランやラーメン店など食事を提供する店で食事をすること

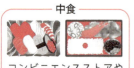

中食

コンビニエンスストアやスーパーなどのそう菜や調理済み弁当などの食品を自宅や職場にもち帰って食事すること

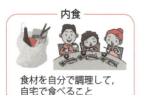

内食

食材を自分で調理して，自宅で食べること

手間がかからず，価格も外食より手頃なことから，近年市場規模が拡大傾向にある．

　中食によって，一緒に暮らす家族で食卓を囲んでいても別べつのものを食べる**個食**傾向が強まったともいわれている．また，中食は単身者の利用も多く，未婚や高齢の単身世帯増加といった社会背景とも密接にかかわっている．家庭における調理担当者もなんらかの労働をしていることが多く，食の簡便化志向の高まりを受け，中食のさらなる消費増加が見込まれている．

(3) さまざまなこ食

　家族で食卓を囲み，団らんの場として食事の時間を過ごすことは，心身の健康の保持・増進にとって大切なことである．しかし，近年の労働環境の変化，ライフスタイルや食事に対する価値観の多様化などにより，家族や友人など誰かと食事をともにする**共食**の機会が減少している．

　平成 21 年度全国家庭児童調査によると，1 週間のうち，家族そろって一緒に食事をする日数が「毎日」の家庭は朝食で 25.8％，夕食で 26.2％であった（図 9.4）．「ほとんどない」は朝食で 32.0％，夕食で 7.0％であった．朝食は出勤や登校時間の違いによって，家族がそろいにくいものと推測される．そのため，家族と一緒に暮らしていても，1 人で食事をとる**孤食**，個別の食事をとる**個食**，子どもだけで食べる**子食**が広がっている現状があ

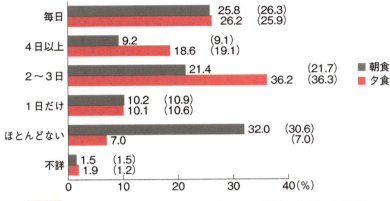

図 9.4　1 週間のうち，家族そろって一緒に食事（朝食・夕食）する日数

注）カッコ内の数値は，前回の平成 16 年の数値.
厚生労働省，平成 21 年度全国家庭児童調査より.

る.

　子どもにとって，食卓は家族とのコミュニケーションの場であり，食事のマナーを身につけたり，食経験を広げたりする場でもある.

　また，**こ食**は子どもだけの問題ではない. 近年，1 人暮らしの高齢者は増加傾向にあり，孤食を余儀なくされている. よって，高齢者の孤食にも注意を払う必要がある.

　食を通じたコミュニケーションは，食の楽しさを実感させ，心の豊かさをもたらすことにもつながる. なるべくこ食を避け，みんなで楽しく食卓を囲むように心がけることが大切である.

（4）1 日の食品数の減少

　1 日の食品数を図 9.5 に示した. 1 日の食品数の平均値は 22.3 食品であり，20～24 食品を摂取する者の割合が 26.6%と最も高い. かつての食生活指針にあった 30 品目以上を摂取する者の割合は 16.7%となっており，1986（昭和 61）年の 10.6%よりも増加した. 一方，10 食品未満を摂取する者は 3.1%であり，食品数が少ない群も 1986（昭和 61）年の 1.5%より増加した.

　また，食事別，年齢階級別にみると，20～40 歳代では 50 歳以上に比べて朝食の食品数が少ない傾向にある（表 9.5）.

（5）生活習慣病

　日本人の食生活の変化は，生活習慣病の増加の原因ともいわれている. **生活習慣病**とは，生活習慣がおもな発症原因であると考えられている疾患の総称である. 代表的な生活習慣病である高血圧，脂質異常症，糖尿病，肥満は**死の四重奏**とよばれ，重複して発症すると命にかかわる.

 ワンポイント

こ食

食生活上，好ましくない食事のこと. 孤食，子食のほか，小食（必要以上に食事量を制限する），粉食（麺類など粉からつくられた者ばかり食べる），固食（同じものばかり食べる），濃食（濃い味つけのものばかり食べる）なども問題となっている.

 ワンポイント

健康推進普及月間

平成 27 年度の統一標語は，「1 に運動　2 に食事　しっかり禁煙　最後にクスリ～健康寿命の延伸～」であった.

食生活改善普及運動

「健康増進普及月間」と連携を図って行われている運動. 平成 27 年度は，「スマート・ライフ・プロジェクト」のアクションの 1 つである「健康寿命を延ばそう」のもと，「毎日プラス 1 皿の野菜」を目標に取組みを行った.

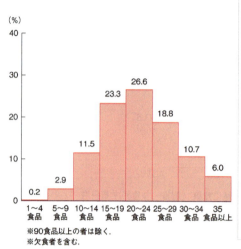

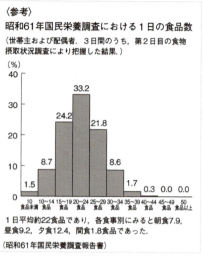

〈参考〉
昭和61年国民栄養調査における1日の食品数
（世帯主および配偶者．3日間のうち，第2日目の食物
摂取状況調査により把握した結果．）

1日平均約22食品であり，各食事別にみると朝食7.9，
昼食9.2，夕食12.4，間食1.8食品であった．
（昭和61年国民栄養調査報告書）

※90食品以上の者は除く．
※欠食者を含む．

図9.5 1日の食品数の分布（20歳以上）

厚生労働省，平成25年国民健康・栄養調査より．
http://www.mhlw.go.jp/file/04-Houdouhappyou-10904750-Kenkoukyoku-Gantaisakukenkouzoushin
ka/0000106403.pdf

また生活習慣病は，食事だけでなく，運動，喫煙，飲酒，ストレスなどの生活習慣が深く関与して発症する．そのため，生活習慣病の特性や個人の生活習慣の改善の重要性についての国民1人ひとりの理解を深め，さらにその健康づくりの実践を促進するため，厚生労働省では毎年9月を**健康増進普及月間**と定め，**食生活改善普及運動**と連携して，さまざまな行事を全国的に実施している．

そして，国民1人ひとりが健やかな生活習慣を身につけ，健康寿命を延伸するための取組みとして，厚生労働省は2011（平成23）年に**スマート・ライフ・プロジェクト**（Smart Life Project）を開始した．適度な運動，適切な食生活，禁煙の3分野のアクションに加え，健診・検診の受診を新たなテーマに加え，**健康寿命**を延ばすための啓発活動を行っている．

地域における食を通じた社会環境の整備に取り組むため，栄養バランスのとれた食事の普及がさまざまな食事の提供場面でいっそうの工夫や広がりをもって展開されるよう，2015（平成27）年9月に厚生労働省健康局が「生活習慣病予防その他の健康増進を目的として提供する食事の普及に係る実施の手引」を策定した（14.4節参照）．

こうしたいろいろな取組みのなかで，栄養士・管理栄養士には，対象者が長期にわたって培ってきた好ましくない食習慣の改善を中心に指導していくことで，生活習慣病の一次予防に寄与することが求められている．

その際，社会経済的要因にも留意する必要がある．主食・主菜・副菜を組み合わせた食事を1日2回以上食べる頻度が「ほとんど毎日」と回答し

**スマート・ライフ・
プロジェクト**

「健康寿命を延ばしましょう」をスローガンに，国民全体が人生の最後まで元気に健康で楽しく毎日が送れることを目標とした厚生労働省の国民運動．平成25年度から，「3つのアクション＋1（健診・検診）」を推進している．

健診，検診

健診は一次予防で，健康であるかどうかを確かめるもの．検診は二次予防で，特定の病気を早期に発見し，早期に治療することを目的としている．

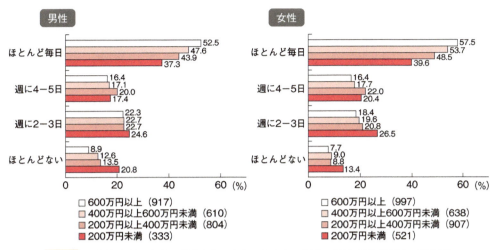

図9.6 所得と主食・主菜・副菜を組み合わせた食事の頻度の状況（20歳以上，男女別）

厚生労働省，平成30年国民健康・栄養調査より．

表9.5 食事別および1日の食品数の平均値（20歳以上，男女計，年齢階級別）

	総数 (6,480)	20～29歳 (557)	30～39歳 (787)	40～49歳 (989)	50～59歳 (961)	60～69歳 (1,408)	70歳以上 (1,778)
朝食	6.1	4.1	4.5	4.8	5.8	6.9	7.8
昼食	8.0	8.2	7.8	8.0	8.4	8.2	7.6
夕食	10.6	10.3	10.6	10.3	10.8	11.1	10.4
間食	1.3	1.1	1.0	0.9	1.2	1.6	1.6
1日	22.3	20.6	20.8	20.8	22.7	23.7	22.9

表9.6 主食・主菜・副菜を組み合わせた食事の頻度が週5日以下と回答した者における所得と主食・主菜・副菜を組み合わせて食べることができない理由に関する状況（20歳以上）

			① 200万円未満	② 200万円以上 400万円未満	③ 400万円以上 600万円未満	④ 600万円以上	① vs ④	② vs ④	② vs ④
解析対象者	（人）	（男性）	177	366	298	458			
		（女性）	281	436	323	458			
時間がない	（%）	（男性）	31.4	37.8	38.2	37.3			
		（女性）	38.9	43.6	45.7	42.3			
食費の余裕がない	（%）	（男性）	22.1	13.7	3.8	7.6	★	★	
		（女性）	28.9	18.8	8.0	5.3	★	★	
手間がかかる	（%）	（男性）	41.1	44.9	45.0	39.7			
		（女性）	56.5	51.8	51.6	49.7			
量が多くなる	（%）	（男性）	14.0	15.4	14.6	7.8			
		（女性）	22.5	26.0	18.2	18.1			
外食が多く，難しい	（%）	（男性）	6.9	16.8	20.8	30.2	★	★	
		（女性）	3.4	6.3	4.9	11.2	★	★	★
その他	（%）	（男性）	24.7	21.1	22.5	20.7			
		（女性）	21.5	17.8	16.3	18.5			

厚生労働省，平成30年国民健康・栄養調査より．

た者の割合は，世帯の所得が 600 万円以上の世帯員に比較して，男女ともに 200 万円未満の世帯員で低い（図 9.6）．また，主食・主菜・副菜を組み合わせて食べることができない理由は，「食費の余裕がない」と回答した者の割合が世帯の所得が 600 万円以上の世帯員に比較して，男女ともに 200 万円未満の世帯員で低い（表 9.6）．社会経済的要因などによる**健康格差**を縮小する一端を担うことも，栄養士・管理栄養士に期待される役割である．

練 習 問 題

→ p. 80，82，85〜89 参照

1 近年の食習慣の特徴に関する記述である．正しいのはどれですか．
（1）朝食の欠食率は 20 代女性が最も高い．
（2）孤食は高齢者特有の食生活上の問題である．
（3）食塩摂取量は，増加傾向にある．
（4）エネルギー産生栄養素バランスにおける脂質の割合が低下している．
（5）外食や中食の発展により，食の外部化に拍車がかかっている．

→ p. 79〜82 参照

2 栄養素等摂取量の推移に関する記述である．正しいのはどれですか．
（1）エネルギーの摂取量は戦後増加傾向にある．
（2）カルシウムの摂取量は，日本人の食事摂取基準（2015 年版）の推奨量に達している．
（3）食塩摂取量は男女ともに 10 g 未満である．
（4）炭水化物の摂取量は増加傾向にある．
（5）近年，動物性脂質および動物性たんぱく質の摂取量は横ばいである．

 演習

近年の食習慣の特徴（朝食の欠食，外食および中食の増加など）と自身の食習慣を比べてみよう．

10章

少子高齢社会の健康・栄養問題

・・・・・・・・・・・ CHAPTER GUIDANCE & KEYWORD ・・・・・・・・・・

10章で学ぶこと

「平成 16 年版 少子化社会白書」（内閣府）において，日本は 21 世紀に少子高齢社会を迎えたと述べられています．ここでは，日本の人口に関する調査から，人口構成の変化を読み取り，少子高齢社会における健康問題について学びましょう．

10章のキーワード

☐ 国勢調査　☐ 人口動態調査　☐ 年少人口　☐ 生産年齢人口
☐ 老年人口　☐ 平均余命　☐ 平均寿命　☐ 健康寿命　☐ 健康格差
☐ 死因別死亡率　☐ 少子高齢社会　☐ 栄養ケア・ステーション

---

①　人口動態，平均寿命と健康寿命

（1）国勢調査と人口動態調査

　人口調査には大きく 2 種類あり，総務大臣によって 5 年ごとに実施される**国勢調査**と，厚生労働大臣によって毎年実施される**人口動態調査**がある．

　国勢調査は，統計法に基づき，日本に居住している者および世帯に関する全数調査を行う．それをもとに国勢統計を作成し，国民経済の健全な発展および国民生活の向上に寄与することを目的としている．

　国勢調査によると，日本の総人口は，2015（平成 27）年 10 月 1 日現在，1 億 2,711 万人である（図 10.1）．2010（平成 22）年から約 94 万 7 千人（0.7%）減となり，1920（大正 9）年の調査開始以来，初めて総人口が減少した．人口が最も多いのは東京都（135 万 1 千人），次いで神奈川県（7

本章の学習到達目標

S 少子高齢社会の背景および健康・栄養問題を，国勢調査などの公的機関が行っている調査結果を用いて総合的に説明できる

A 少子高齢社会の背景および健康・栄養問題を説明できる

B 少子高齢化によって起こる健康・栄養問題を説明できる

C 人口構造の変化に基づき，日本において少子高齢化が進行していることを説明できる

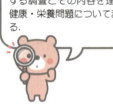

予習・復習のポイント

【事前学習】少子高齢社会に関する調査を調べる.

【事後学習】少子高齢社会に関する調査とその内容を理解し,健康・栄養問題についてまとめる.

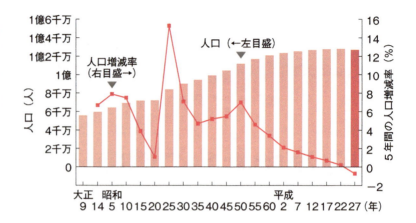

年　　次		人　口 (千人)	5年間の人口増減		年平均 人口増減率 (%)	年　　次		人　口 (千人)	5年間の人口増減		年平均 人口増減率 (%)
			増減数 (千人)	増減率 (%)					増減数 (千人)	増減率 (%)	
大正	9 年 (1920 年)	55,963	—	—	—	昭和	45 年 (1970 年)	104,665	5,456	5.5	1.08
	14 年 (1925 年)	59.737	3,774	6.7	1.31		50 年 (1975 年)	111,940	7,274	7.0	1.35
昭和	5 年 (1930 年)	64,450	4,713	7.9	1.53		55 年 (1980 年)	117,060	5,121	4.6	0.90
	10 年 (1935 年)	69,254	4,804	7.5	1.45		60 年 (1985 年)	121,049	3,989	3.4	0.67
	15 年 (1940 年)	71,933	2,679	3.9	0.76	平成	2 年 (1990 年)	123,611	2,562	2.1	0.42
	20 年 (1945 年)	72,147	780	1.1	0.22		7 年 (1995 年)	125,570	1,959	1.6	0.31
	25 年 (1950 年)	84,115	11,052	15.3	2.89		12 年 (2000 年)	126,926	1,356	1.1	0.21
	30 年 (1955 年)	90,077	5,962	7.1	1.38		17 年 (2005 年)	127,768	842	0.7	0.13
	35 年 (1960 年)	94,302	4,225	4.7	0.92		22 年 (2010 年)	128,057	289	0.2	0.05
	40 年 (1965 年)	99,209	4,908	5.2	1.02		27 年 (2015 年)	127,110	- 947	- 0.7	- 0.15

図 10.1　**人口および人口増減率の推移（大正 9 年～平成 27 年）**

注）昭和 20 年は人口調査結果による．沖縄県は含まない.

　　昭和 15 年および 20 年の人口は，現在の調査の対象に合わせて補正している.

総務省統計局，平成 27 年国勢調査より.

万 9 千人），愛知県（7 万 3 千人）となっている. 人口上位 9 都道府県の人口は，全国の 5 割以上を占める. つまり，一部の都道府県に居住者が集中しているのが現状である. なお，東京圏（東京都，神奈川県，埼玉県，千葉県）の人口は 3,613 万人と，全国の 1/4 以上を占める. また，世帯数は 5,340 万 3 千世帯と 2.8%の増加となっており，1 世帯あたりの人員が 2.38 と減少傾向にある.

　一方，わが国の人口動態事象（出生，死亡，婚姻，離婚，死産）を把握するために，人口動態調査が毎年厚生労働省によって行われている. この調査は，市区町村に届出などがされた出生，死亡，婚姻，離婚，死産の全数を調査対象としている. 厚生労働省では，5 種類の人口動態事象に関する調査票を集計して人口動態統計を作成しており，国勢調査同様，**公衆栄養アセスメント**に用いる代表的な統計資料の一つとなっている.

　人口動態統計の推移をみると，出生数は，**第 1 次ベビーブーム期**（昭和

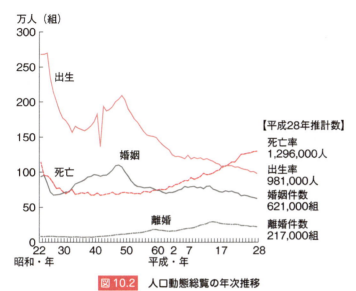

図10.2　人口動態総覧の年次推移

厚生労働省，「平成28（2016）年人口動態統計の年間推計」（http://www.mhlw.go.jp/toukei/saikin/hw/jinkou/suikei16/dl/2016gaiyou.pdf）より．

22～24年）と**第2次ベビーブーム期**（昭和46～49年）に200万人を超えたのを除いて減少傾向にある．一方，死亡数は，1947（昭和22）年に114万人であったが，医療の進歩や公衆衛生の向上などにより死亡の状況は急激に改善され，1966（昭和41）年には死亡数が最も少ない67万人となった．しかし，人口の高齢化を反映して緩やかな上昇に転じ，2003（平成15）年には100万人を超えた．

　また，婚姻に関しては，終戦直後の第1次婚姻ブーム（昭和22～23年）後に急激に減少したが，45年には第2次婚姻ブームを迎え，1972（昭和47）年には110万組となった．昭和48年から減少傾向のあと，1988（昭和63）年から増加に転じた．平成6年以降は増減を繰り返しつつゆるやかに減少していき，2015（平成27）年には63万5千組と，過去最低となっている．一方，離婚件数の年次推移をみると，戦後最も少なかった昭和36年以降長期にわたって増加が続いたものの，昭和59年に減少傾向に転じた．平成3年以降は再び増加が続き，平成14年には最多となった．平成15年以降は減少が続き，2014（平成26）年は戦後最少組となっている（図10.2）．

　また，毎年公表している人口動態統計のデータをもとに，時系列分析などを行い，従来の人口動態統計の統計表を再編集するだけでなく，さまざまな角度から多面的な分析を行っている**人口動態特殊報告**も作成されている．

（2）平均余命と平均寿命

　各年齢の生存者における今後生存すると期待される年数を**平均余命**とよ

少子高齢社会の健康・栄養問題

ワンポイント

平均余命

厚生労働省が作成する簡易生命表（毎年）および完全生命表（5年ごと）をもとに算出している．なお，生命表は，ある期間における死亡状況が今後変化しないと仮定したときに，各年齢の者が1年以内に死亡する確率や平均してあと何年生きられるかという期待値などを死亡率や平均余命などの指標（生命関数）によって表したものである．

び，そのうち，0歳の**平均余命**を**平均寿命**とよぶ．平均寿命は，死亡状況を集約したものとなっており，国および地域の保健福祉水準を総合的に示す指標として，幅広く活用されている．

わが国の平均寿命は，統計を開始した1891（明治24）年は，男性42.8年，女性44.3年であった．1947（昭和22）年には，男性50.06年，女性53.96年となり，半世紀で約10年延伸した．戦後，平均寿命は急速な伸びを示し，女性は1950（昭和25）年に，男性は1951（昭和26）年に，60年を超えた．2014（平成26）年には男性80.50年，女性86.83年と，男女とも80年を超えており，世界有数の**長寿国**となった（図10.3）．

また，100歳以上の長寿者は，**老人福祉法**が制定された1963（昭和38）年には全国で153人だったが，1981（昭和56）年に千人を超え，1998（平成10）年に1万人を超えた．2012（平成24）年には5万人を突破し，2015（平成27）は61,568人となった．このうち，女性は53,728人であり，全体の約87%を占めている．

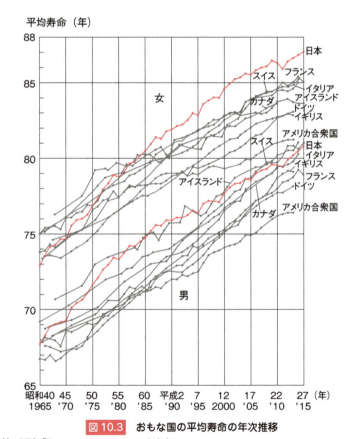

図10.3 おもな国の平均寿命の年次推移

資料：国連「Demographic Yearbook」など
注）1990年以前のドイツは，旧西ドイツの数値である．
厚生労働省，「平成27年　簡易生命表」（http://www.mhlw.go.jp/toukei/saikin/hw/life/life15/dl/life15-04.pdf）より．

（3）健康寿命

　急速な寿命の延伸によって，高齢者人口が増加している．それにともない，認知症や要介護状態の高齢者も増加している．つまり，医療費および介護給付費を消費する期間が増大している．

　そのような社会状況により，平均寿命という生存年数の長さだけでなく，生活の質にも着目するようになったことから，**健康寿命**を延伸させることの重要性が認識されるようになった．健康寿命とは，**WHO** が 2000（平成 12）年に提唱した概念であり，厚生労働省は，健康上の問題で日常生活が制限されることなく生活できる期間と定義している．つまり，平均寿命と健康寿命の差は，日常生活に制限のある不健康な期間を意味する．

　近年，平均寿命と健康寿命の差は男性約 9 年，女性約 12 年で推移している（図 10.4）．この期間を短くすることが重要であり，2013（平成 25）年 4 月から 10 カ年計画で実施されている**健康日本 21（第二次）**においても，基本的な方針として健康寿命の延伸および**健康格差**の縮小を実現することをかかげている．

健康寿命

WHO によると，日本の健康寿命は 2000 年以来第 1 位を保持しており，平均寿命同様世界トップレベルである．

WHO

World Health Organization，世界保健機関

健康格差

地域や社会経済状況の違いによる集団間の健康状態の差のこと．

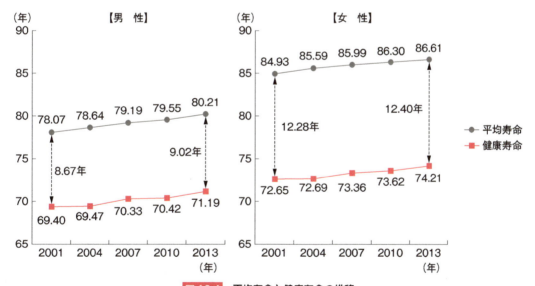

図 **10.4**　平均寿命と健康寿命の推移

　資料：平均寿命：2001，2004，2007 年，2013 年は，厚生労働省政策統括官付人口動態・保健社会統計室「簡易生命表」，2010 年は，厚生労働省政策統括官付人口動態・保健社会統計室「完全生命表」
　　　　健康寿命：2001〜2010 年は，厚生労働科学研究補助金「健康寿命における将来予測と生活習慣病対策の費用対効果に関する研究」，2013 年は，「厚生科学審議会地域保健健康増進栄養部会資料」（2014 年 10 月）
　厚生労働省，「平成 28 年版厚生労働白書——人口高齢化を乗り越える社会モデルを考える」，
　図表 1-1-10　平均寿命と健康寿命の推移（http://www.mhlw.go.jp/wp/hakusyo/kousei/16/backdata/01-01-01-10.html）より．

少子高齢社会の健康・栄養問題

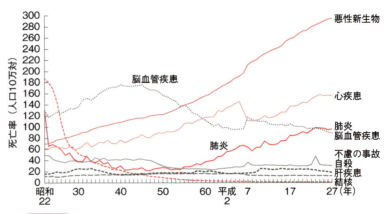

図 10.5 おもな死因別にみた死亡率の年次推移（昭和 22〜平成 27 年）

注1）平成 6・7 年の心疾患の低下は，死亡診断書（死体検案書，平成 7 年 1 月施行）におい
て「死亡の原因欄には，疾患の終末期の状態としての心不全，呼吸不全等は書かない
でください」という注意書きの施行前からの周知の影響によるものと考えられる．
　　2）平成 7 年の脳血管疾患の上昇のおもな要因は，ICD-10（平成 7 年 1 月適用）による原
死因選択ルールの明確化によるものと考えられる．
厚生労働省，「平成 27 年人口動態統計月報年計（概数）の概況」結果の概要，図 6，p.11
(http://www.mhlw.go.jp/toukei/saikin/hw/jinkou/geppo/nengai15/dl/kekka.pdf) より．

（4）死因別死亡率

　戦後の公衆衛生環境の改善，保健・医療サービスの質的向上，食生活の
変化による生活習慣の変化は，わが国の疾病構造を大きく変化させた．昭
和 30 年代より**結核**などの感染症の死亡率が低下し，**悪性新生物**，**心疾患**，
脳血管疾患といった**生活習慣病**が死因順位の上位を占めるようになった．

　2015（平成 27）年における死因別死亡率（人口 10 万対）の年次推移を
みると，第 1 位は悪性新生物で 36 万 7,943 人（293.3），第 2 位は心疾患 19
万 6,760 人（156.9），第 3 位は肺炎 11 万 9,566 人（95.3），第 4 位は脳血管
疾患で，11 万 4,118 人（91.0）であった（図 10.5）．

　心疾患は 1985（昭和 60）年に第 2 位となり，その後も上昇していたが，
1995（平成 7）年に急激に低下した．1997（平成 9）年からは再び上昇傾
向となっている．

　脳血管疾患の死亡率は 1965（昭和 40）年以降減少傾向にあるものの，
死に至らずとも寝たきりの後遺症が発生する一因となることから，罹患者
数の低下対策を講じる必要がある．

　一方，1947（昭和 22）年以降低下傾向にあった**肺炎**は，1973（昭和 48）
年から上昇に転じ，2011（平成 23）年には脳血管疾患を抜いて第 3 位と
なった．戦後は乳幼児および中高年に多い疾患だったが，衛生環境の改善
とともに低下した．しかし，超高齢社会により，悪性新生物や心疾患にな
らなかった高齢者が加齢の結果として肺炎を罹患したことが一因となって

ワンポイント

高齢化社会

総人口に対して 65 歳以上の高
齢者人口が占める割合（高齢化
率）が 7 %を超えた社会．日本
は 1970 年に高齢化社会になり，
24 年後に高齢社会に移行した．

高齢社会

総人口に対して 65 歳以上の高
齢者人口が占める割合（高齢化
率）が 14 %を超えた社会．日本
は高齢化社会から 1994 年に高
齢社会に達し，13 年後に超高
齢社会に移行した．

超高齢社会

総人口に対して 65 歳以上の高
齢者人口が占める割合（高齢化
率）が 21 %を超えた社会．日本
は 2007 年に超高齢社会になっ
た．世界でも例をみないスピー
ドで高齢化社会から高齢社会へ，
さらに超高齢社会へと移行した．

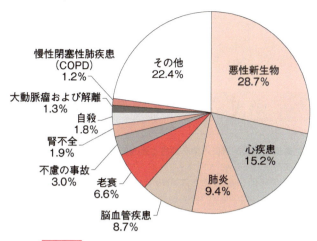

図10.6 おもな死因別死亡数の割合（平成27年）

厚生労働省，「平成27年人口動態統計月報年計（概数）の概況」結果の概要，図5，p.10 より.

いる.

　おもな死因の年次推移をみると，悪性新生物は一貫して増加傾向にあり，1981（昭和56）年以降死因順位1位となっている. 2015（平成27）年においては，全死亡者数の約28.7%を占め，全死亡者のおよそ3.5人に1人は悪性新生物で死亡したことになる（図10.6）.

　死亡の状況はその集団における人口の年齢構成に影響される. そのため，**年齢調整死亡率**を用いておもな死因の年次推移をみると，近年は総じて低下傾向にあるが，悪性新生物の死因別死亡率*は男女ともに高い（図10.7）.

 ワンポイント

年齢調整死亡率

年齢構成の異なる集団間で死亡状況の比較ができるように，年齢構成を調整しそろえた死亡率のこと. 国際比較や年次推移の観察には，年齢調整死亡率を使用する.

* 年齢調整死亡率（人口10万人対）.

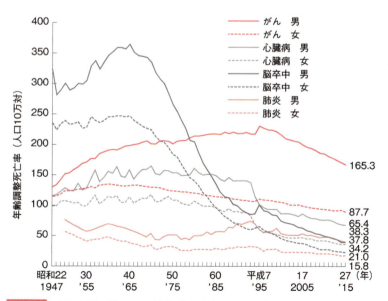

図10.7 おもな死因別にみた性別年齢死亡率の年次推移（昭和22～平成27年）

厚生労働省，「平成29年わが国の人口動態（平成27年までの動向）」，p.17（http://www.mhlw.go.jp/toukei/list/dl/81-1a2.pdf）より.

少子高齢社会の健康・栄養問題

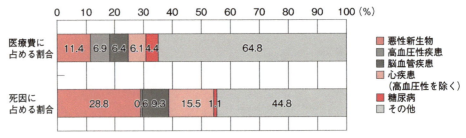

図 10.8 生活習慣病の医療費に占める割合と死因に占める割合

資料：「医療費に占める割合」は，厚生労働省大臣官房統計情報部「平成 23 年度国民医療費」．「死因に占める割合」については，厚生労働省大臣官房統計情報部「平成 25 年人口動態統計月報年計（概数）」．
厚生労働省，「平成 26 年版厚生労働白書」，p.58（http://www.mhlw.go.jp/wp/hakusyo/kousei/14/dl/1-02-1.pdf）より．

ワンポイント

有病率
ある一時点において病気にかかっている人の割合．

罹患率
一定期間に病気にかかった人の割合．

国民所得
ある一定期間内に国民が稼いだ所得の合計額のこと．

NI

national income

（5）生活習慣病と有病率

　わが国は急速な人口高齢化の進展にともない，悪性新生物，虚血性心疾患，脳血管疾患などの生活習慣病が増加し，1980（昭和 55）年以降，全死亡の約 6 割を占めるまでになった．また，糖尿病は死因別順位では 10 位以下ではあるが，心疾患や脳血管疾患の基礎疾患であるばかりか，視覚障害，腎機能障害，神経障害の大きな原因であり，生活の質の低下に大きな影響を及ぼすため，生活習慣の改善は喫緊の課題である．

　不適切な食生活や生活習慣による生活習慣病の増加だけでなく，子どもの**肥満**や高齢者の**低栄養問題**など，さまざまな健康・栄養問題が急増し，その結果として医療費が膨張し続けている．

　平成 26 年度の国民医療費の総額は 40 兆 8,071 億円に達し，国民 1 人あたり 32 万 1,100 円となっている．**国民所得**（NI）に対する比率は 11.2％と，約 1 割を占めているのが現状である．医療費の内訳をみると，生活習慣病が総医療費の約 1/3 を占めており，なかでも悪性新生物，高血圧性疾患，脳血管疾患，心疾患，糖尿病の割合が多い（図 10.8）．

　一方，2014（平成 26）年の患者調査によると，おもな傷病の**総患者数**は，悪性新生物で 162 万 6 千人，高血圧性疾患で 1,010 万 8 千人，脳血管疾患で 117 万 9 千人，糖尿病で 316 万 6 千人，心疾患で 172 万 9 千人となっている（表 10.1）．つまり，日本の総人口の約 14％を占める約 1,781 万人が，生活習慣病に罹患していると推測される．

表10.1 おもな傷病の総患者数（単位：千人）

おもな傷病	総　数	男	女
結　核	20	11	10
ウイルス肝炎	184	92	92
悪性新生物	1,626	876	750
胃の悪性新生物	185	124	62
結腸および直腸の悪性新生物	261	150	111
肝および肝内胆管の悪性新生物	47	30	16
気管，気管支および肺の悪性新生物	146	90	57
乳房の悪性新生物	208	1	206
糖尿病	3,166	1,768	1,401
高脂血症	2,062	596	1,465
血管性および詳細不明の認知症	144	40	103
統合失調症，統合失調症型障害および妄想性障害	773	361	414
気分（感情）障害（躁うつ病を含む）	1,116	418	700
アルツハイマー病	534	142	392
高血圧性疾患	10,108	4,450	5,676
心疾患（高血圧性のものを除く）	1,729	947	786
脳血管疾患	1,179	592	587
慢性閉塞性肺疾患	261	183	79
喘　息	1,177	515	662
う　触	1,846	786	1,059
歯肉炎および歯周疾患	3,315	1,373	1,942
肝疾患	251	132	119
慢性腎不全	296	185	110
骨　折	580	226	354

注）総患者数は，表章単位ごとの平均診療間隔を用いて算出するため，男と女の合計が総数に合わない場合がある.
（平成26年10月）

💡 ワンポイント

総患者数

調査日現在において，継続的に医療を受けている者（調査日には医療施設で受療していない者を含む）の数を次の算式により推計したもの.

総患者数＝入院患者数＋初診外来患者数＋〔再来外来患者数×平均診療間隔×調整係数（6/7）〕

これらの疾患は，生活習慣が発症および予後に強く関連することから，予防を重点課題とし，「健康日本21（第二次）」や「特定健診・特定保健指導」といった保健施策が展開されている.

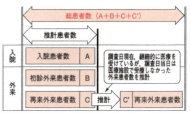

厚生労働省，「平成26年度患者調査」，表7，p.15より.

💻 | 検索してみよう！ | 🔍

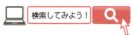

総患者数の計算

厚生労働省，http://www.mhlw.go.jp/toukei/saikin/hw/kanja/14/dl/05.pdf

2　少子高齢社会における健康問題

（1）少子社会

　わが国の出生数の推移をみると，戦後直後の第1次ベビーブーム期（昭和22〜24年）には269万6638人，第2次ベビーブーム期（昭和46〜49年）には209万1,983人と，2回の上昇ピークがあり（図10.9），それぞれ，**団塊の世代**，**団塊ジュニア**とよばれている．第2次ベビーブーム以降少子化の一途をたどり，団塊ジュニアが親世代になったいま，第3次ベビーブームは起こっていない．その背景には，未婚者の増加や晩産化，出産に対する意識の変化などがある.

　平成26年度の出生数は100万3,539人で，前年の102万9,816人より2万6,277人減少し，出生率（人口千対）は8.0で前年の8.2より低下した.

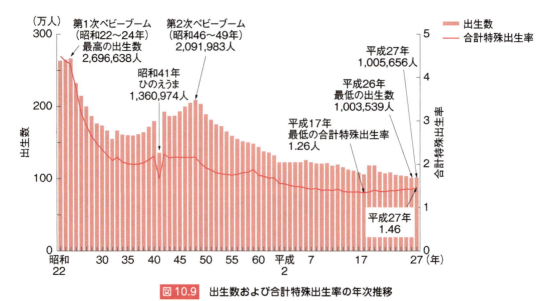

第1次ベビーブーム
（昭和22～24年）
最高の出生数
2,696,638人

第2次ベビーブーム
（昭和46～49年）
2,091,983人

昭和41年
ひのえうま
1,360,974人

平成27年
1,005,656人

平成26年
最低の出生数
1,003,539人

平成17年
最低の合計特殊出生率
1.26人

平成27年
1.46

出生数

合計特殊出生率

200

100

0

5

4

3

2

1

0

昭和
22
30   35   41   45   50   55   60
平成
2
7   17   27（年）

図10.9 出生数および合計特殊出生率の年次推移

厚生労働省,「平成27年人口動態統計月報年計（概数）の概況」 結果の概要, p.4, 図1（http://www.mhlw.go.jp/toukei/
saikin/hw/jinkou/geppo/nengai15/dl/kekka.pdf）より.

合計特殊出生率は 1.42 で前年の 1.43 より低下した.

（2）高齢社会

WHO の定義では，65歳以上を**高齢者**としている．さらに，わが国の老
年医学では，老年期を3区分に分けており，65～74歳までを**前期高齢者**，
75歳～84歳までを**後期高齢者**，85歳以上を**超高齢者**とよんでいる.

わが国の年齢構成は，65歳以上の高齢者人口，すなわち**老年人口**が
27.3%を占め，15～64歳の**生産年齢人口**が60.3%，0～14歳の**年少人口**が
12.4%である．また，老年人口のうち，75歳以上の高齢者，すなわち後期
高齢者および超高齢者は13.3%を占めており，近年上昇傾向にある（図
10.10）．また，生産年齢人口，年少人口ともに男性が若干多いが，高齢者
人口をみると女性のほうが長生きである（表10.2）.

わが国の将来推計をみると，今後も高齢化率が上昇し，2060年には
39.9%に達するとされている（図10.11）．一方，総人口は8,674万人と，現
在より約3,000万人減少するため，日本の人口構造が劇的に変わるなか，
1990年には1人の高齢者を5.1人の生産年齢人口で支えていたが，2012
年は2.4人，2060年には1.2人で支えるようになると予測されている.

平成26年度の出生数は100万3,539人で，前年の102万9,816人より2
万6,277人減少し，出生率（人口千対）は8.0で前年の8.2より低下した.
合計特殊出生率は1.42で前年の1.43より低下した．つまり，わが国の少
子高齢化は今後も進行する見込みである.

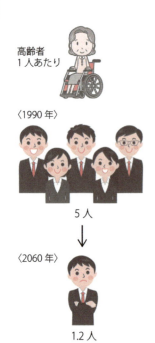

高齢者
1人あたり

〈1990年〉

5人

↓

〈2060年〉

1.2人

高齢化が進むと1人の高齢者を
支える生産年齢人口が減る

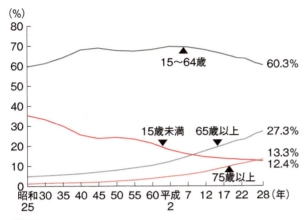

図 10.10 年齢 3 区分別人口の割合の推移（昭和 25 年～平成 28 年）

総務省統計局，「人口推計（平成 28 年 10 月 1 日現在）」（http://www.stat.go.jp/
data/jinsui/2016np/pdf/gaiyou2.pdf）より．

表 10.2 高齢化の現状

単位：万人（人口），％（構成比）

		平成 27 年 10 月 1 日		
		総数	男	女
人口 （万人）	総人口	12,711	6,183 （性比）94.7	6,528
	高齢者人口（65 歳以上）	3,392	1,466 （性比）76.1	1,926
	65～74 歳人口	1,752	832 （性比）90.4	920
	75 歳以上人口	1,641	635 （性比）63.1	1,006
	生産年齢人口（15～64 歳）	7,708	3,891 （性比）101.9	3,817
	年少人口（0～14 歳）	1,611	825 （性比）105.0	786
構成比	総人口	100.0	100.0	100.0
	高齢者人口（高齢化率）	26.7	23.7	29.5
	65～74 歳人口	13.8	13.5	14.1
	75 歳以上人口	12.9	10.3	15.4
	生産年齢人口	60.6	62.9	58.5
	年少人口	12.7	13.3	12.0

注）「性比」は，女性人口 100 人に対する男性人口．
資料：総務省「人口推計（平成 27 年国勢調査人口速報集計による人口を基準とした平成 27
年 10 月 1 日現在確定値）」
内閣府，「平成 28 年高齢社会白書（概要版）」（http://www8.cao.go.jp/kourei/whitepaper/
w-2016/gaiyou/pdf/1s1s.pdf）より．

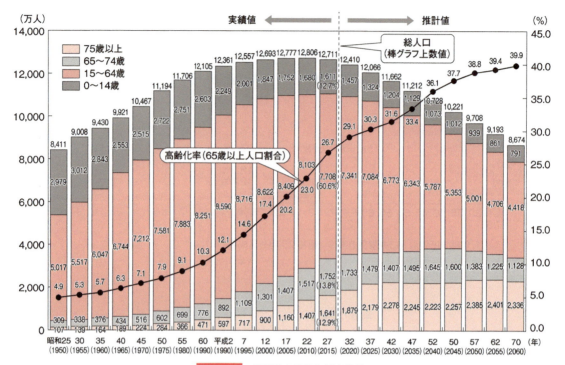

図 10.11　高齢化の推移と将来推計

注）1950 年〜2010 年の総数は年齢不詳を含む．高齢化率の算出には分母から年齢不詳を除いている．

資料：2010 年までは総務省「国勢調査」，2015 年は総務省「人口推計（平成 27 年国勢調査人口速報集計による人口を基準とした平成 27 年 10 月 1 日現在確定値）」，2020 年以降は国立社会保障・人口問題研究所「日本の将来推計人口（平成 24 年 1 月推計）」の出生中位・死亡中位仮定による推計結果

内閣府，「平成 28 年版高齢社会白書（全体版）」（http://www8.cao.go.jp/kourei/whitepaper/w-2016/html/zenbun/s1_1_1.html）より．

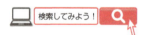

検索してみよう！

栄養ケア・ステーション
日本栄養士会, https://www.
dietitian.or.jp/about/concept/
care/

③ 栄養ケア・ステーション

　栄養ケア・ステーションは，**食育**の推進とも連携したポピュレーションアプローチ活動を展開し，地域住民に対する各種栄養課題の解決と地域における食環境の整備を推進する拠点である（図 10.12）．つまり，栄養ケア・ステーションを地域拠点として栄養士・管理栄養士と地域住民の双方向の結びつきを強化し，あまねく地域住民が管理栄養士・栄養士による栄養ケアの支援と指導を受けて生涯にわたる実り豊かで健やかな生活を維持することのできる地域社会づくりを目ざそうとする事業である．

　日本栄養士会が設置を推進しており，2018（平成 30）年に栄養ケア・ステーション認定制度を開始した．栄養ケア・ステーションの拠点数は 319，各栄養ケア・ステーション登録者（管理栄養士・栄養士）は 4,318 名となった（2020 年 3 月時点）．地域住民をはじめ，自治体，健康保険組合，民間企業，医療機関，薬局などを対象に，日々の栄養相談，特定保健指導，セミナー・研修会講師，調理教室の開催など，食に関する幅広いサービス

10 章

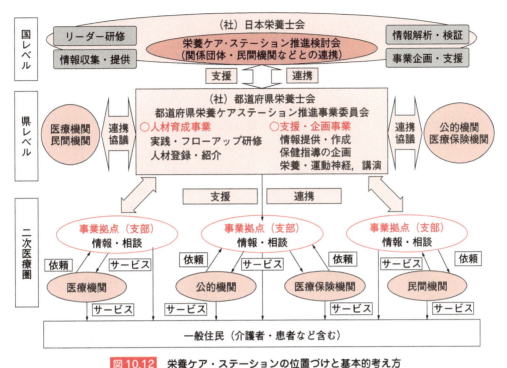

図10.12 栄養ケア・ステーションの位置づけと基本的考え方

厚生労働省 HP（http://www.mhlw.go.jp/shingi/2007/06/dl/s0629-11e.pdf）より.

を展開している.

　栄養ケア・ステーションの業務には次のものがある.

【栄養管理】

- 栄養相談
- 特定保健指導
- 医療保険や介護保険にかかわる栄養管理，食事管理および栄養食事指導の実施
- 栄養改善・食生活改善に関する地域貢献活動

【食事管理】

- 献立調製，栄養価計算
- 調理指導
- 栄養改善・食生活改善に関する地域貢献活動

　栄養ケア・ステーションの取組みは，端緒についたばかりである．栄養ケア・ステーションに属する栄養士・管理栄養士は，他職種や他団体と連携しながら，地域住民が気軽に栄養相談ができる環境づくりを整備することが大切である.

 レベルアップへの豆知識

栄養ケア・ステーション認定制度

事業所の所在する都道府県栄養士会のネットワークのひとつとして，地域住民が栄養ケアの支援・指導を受けることのできる拠点として，また地域住民にとって管理栄養士・栄養士の所在を明確にするため，全国一律した名称（「栄養ケア・ステーション」）を掲げ，栄養ケアのネットワーク体制を整備するものである．栄養ケア・ステーションの認定を受ける場合には，認定要件を満たし，『認定栄養ケア・ステーション認定申請マニュアル』に記載の手順に従って，必要な書類を整えた上で所属する都道府県栄養士会へ申請する．認定栄養ケア・ステーションの総数は183カ所である（2019年度末）.

練習問題

→ p. 95～104 参照

1 わが国の健康・栄養問題に関する記述である. 正しいのはどれですか.
　(1) 平均寿命と健康寿命の差は約 5 年である.
　(2) 死因別死亡数の割合は, 悪性新生物, 心疾患, 肺炎の順に高い.
　(3) 死亡数は出生数を上回ったことはない.
　(4) 欧米よりも少子高齢化社会の進行は遅い.
　(5) わが国の高齢化率は低下傾向にある.

→ p. 101～104 参照

2 少子高齢化社会に関する記述である. 正しいのはどれですか.
　(1) 高齢化が進むと 1 人の高齢者を支える生産年齢人口が減る.
　(2) 生産年齢人口よりも年少人口のほうが多い.
　(3) 第 3 次ベビーブームは平成 12 年～15 年に起こった.
　(4) 日本人の平均寿命は 90 年を超えている.
　(5) 生活習慣病の医療費に占める割合は, 高血圧性疾患が最も大きい.

 演習

厚生労働省の HP にアクセスして, 自身の住む都道府県の人口動態を把握しよう.

10 章

11章

食料需給と自給率

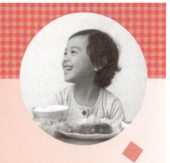

・・・・・・・・・CHAPTER GUIDANCE & KEYWORD・・・・・・・・・

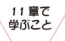

11章で学ぶこと

私たちの食環境は，少子高齢化の進展，ライフスタイルの多様化，市場の状況などの要因によって常に変化しています．ここでは，食環境の変化および食料需給の現状と自給率について学びます．

11章のキーワード

- ☐ 食料・農業・農村基本法　☐ 六次産業化　☐ 食料品アクセス問題
- ☐ 食料需給表　☐ 食料自給率　☐ 食料自給力
- ☐ フード・アクション・ニッポン

1 食環境

食環境は，少子高齢化の進展，ライフスタイルの多様化，市場の状況などの要因によって常に変化している．そのため，食環境を把握するには，社会の動きにも着目することが大切である．

わが国は，戦後の急激な経済成長にともない，生活が豊かになった．**電化製品の進化**による家庭内労働の簡便化，省力化や**女性の社会進出**と同時に，食生活に対するニーズは多様化していった．食品流通の発展もあり，食卓は豊かになっていった．

（1）わが国の農業事情

2010（平成22）年の国勢調査によると，わが国の農林漁業従事者は約

本章の学習到達目標

- S 食環境の変化および食料需給の現状と食料自給率について総合的に説明できる
- A 食環境の変化について，わが国の農業事情などをふまえて説明できる
- B 食料需給の現状について説明できる
- C わが国の食料自給率について説明できる

ワンポイント

電化製品の進化

家電における「三種の神器」という言葉は 1950 年代後半の神武景気（1954 年 12 月〜1957 年 6 月まで 31 カ月間続いた，高度成長期の幕開けとなった大型の好景気）で生まれた．当初は，白黒テレビ，洗濯機，冷蔵庫の 3 つを指していた．1960 年代後半のいざなぎ景気（1965 年〜1970 年まで続いた長期にわたる好景気．伊弉諾尊にちなんでつけられた）では，当時普及しつつあったカー（車），クーラー，カラーテレビの 3 つが，頭文字をとって「3C」とよばれた．

11
章

238 万人で，15 歳以上の全就業者数は 4 ％に過ぎず，その 2/3 が 60 歳以上と高齢化が進行している.

1961（昭和 36）年に制定された**農業基本法**は，当時の社会経済の動向や見通しを踏まえて，わが国の農業の向かうべき道すじを明らかにするものとして制定された．しかし，急速な経済成長や国際化の著しい進展などにより大きな変化を遂げるなかで，わが国の食料・農業・農村をめぐる状況は大きく変化し，**食料自給率**の低下，農業者の高齢化，農地面積の減少，農村の活力低下など，先行き不安な事態が生じてきている.

1999（平成 11）年 7 月に農業基本法が廃止され，**食料・農業・農村基本法**が施行された．基本理念として，① 食料の安定供給の確保，② 多面的機能の発揮，③ 農業の持続的な発展，④ 農村の振興，を定めている．この基本的理念の実現をはかるため，食料・農業・農村基本計画を策定することや，食料・農業・農村のそれぞれの分野について考えていくべき施策を定めている.

しかし，農林漁業従事者の高齢化や後継者不足，耕作放棄地の拡大など，わが国の食料生産を取り巻く環境はさまざまな課題に直面している．今後，社会構造が急速に変化すると見込まれるなか，抜本的な構造改革により，競争力強化と成長産業化をはかることが急務となっている.

(2) 食品の生産

わが国の農林漁業の生産体制が脆弱化する一方で，安心・安全を確保し，消費者ニーズに合わせた生産体制の取組みが展開されている．近年，農山漁村のもつ有形無形の豊富な地域資源（農林水産物，バイオマス，自然エネルギー，風景・伝統文化など）を有効活用する**六次産業化**が，経営多角の取組みとして推進されている（図 11.1）．この六次産業化により，農山漁村の雇用確保や所得の向上を目指している.

このような流れから，2010（平成 22）年 12 月に「地域資源を活用した農林漁業者等による新事業の創出等および地域の農林水産物の利用促進に関する法律」（**六次産業化・地産地消法**）が公布された．基本理念として，① 生産者と消費者との結びつきの強化，② 地域の農林漁業および関連事業の振興による地域の活性化，③ 消費者の豊かな食生活の実現，④ 食育との一体的な推進，⑤ 都市と農山漁村の共生・対流との一体的な推進，⑥ 食料自給率の向上への寄与，⑦ 環境への負荷の低減への寄与，⑧ 社会的気運の醸成および地域における主体的な取組みを促進することをかかげている.

農林水産省の平成 25 年度六次産業化総合調査結果によると，平成 25 年度の農林漁業の六次産業化の市場規模・従事者数は，加工・直売の売上が 1.9 兆円（農業関連：約 1.7 兆円，漁業関連：約 0.2 兆円），従事者数が 41.4

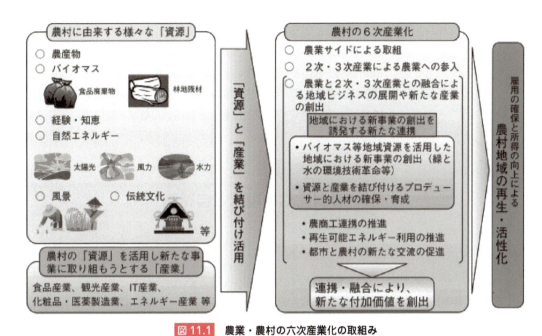

図 11.1 農業・農村の六次産業化の取組み

注）1次×2次×3次＝6次産業．生産から加工，流通までを一体的にとらえ，農林水産物等および農山漁村に存在する
土地，水，その他の資源を有効に活用して新たな価値を相乗的に生みだすもの

資料：農林水産省作成

農林水産省，「平成21年度 食料・農業・農村の動向 概要」（http://www.maff.go.jp/j/wpaper/w_maff/h21_h/summary/
p1_c4_03.html）より．

万人（農業関連：約39.1万人，漁業関連：約2.3万人）となっている．

(3) 食品の流通

かつて，地域で生産された食料は，その地域の人びとによって消費され
ていた．しかし，時代とともに交通網や食料の保存方法が発達し，農水産
物は国内外問わずから集められ，全国津々浦々に届けられるようになった．

また，世帯の構造変化にともない，販売単位の小口化，**中食**の需要増加，
コンビニエンスストアの展開，インターネットによる販売などが食料の新
たな流通経路として台頭してきた．このような消費者の食料品の入手経路
の多様化にともない，地域密着型の小売店が減少している．そのため，過
疎地域のみならず都市部においても，高齢者や自動車をもたない者を中心
に，食料品の購入に困難を感じる消費者，いわば**買い物弱者**が増えている．
その結果，食料品の円滑な供給に支障が生じるといった**食料品アクセス問
題**が顕在化している．

農林水産省農林水産政策研究所は，食料品アクセスに困難が想定される
人口は，2010（平成22）年の382万人から，2025年には598万人と56.4%
増加すると推計し，その増加の大部分は都市的地域であることを報告して
いる．また，食料品へのアクセスに制約があると，高齢者の健康（自立度）

 ワンポイント

食料品アクセス問題

65歳以上の高齢者の場合，道
路距離1km以上でとくに買い
物が不便になるといわれている．
しかし，自分で自動車を運転す
る場合は，不便や苦労が大きく
軽減される．

に影響するとされる**食品摂取の多様性**が低くなることが懸念される．高齢者の場合，買い物の不便や苦労に加えて**孤食**傾向も外部化指向を高め，これが食品摂取の多様性，ひいては自立度を低める可能性があることが指摘されている．このことから，食料品アクセス問題は，国や地方公共団体が連携し，民間企業や地域住民などとも協力しながら継続的に取り組むことが重要である．

② 食料需給の現状と自給率

(1) 食料需給表

FAO
Food and Agriculture Organization of the United Nations, 国連食糧農業機関

食料需給表（フードバランスシート）は，**FAO**の食料需給表作成の手引に準拠して，農林水産省が毎年作成している（表11.1）．表11.1は，食料需給の全般的動向，栄養量の水準とその構成，食料消費構造の変化などを把握することを目的としている．わが国で供給される食料の生産から最終消費に至るまでの総量を明らかにするとともに，国民1人あたりの供給純食料および栄養量を示しており，食料自給率算出の基礎となるものである．

表11.1 **食料需給表（抜粋）**

人口 127,110 千人（平成 27 年 10 月 1 日現在）

類別・品目別	国内生産量	外国貿易 輸入量	輸出量	在庫の増減量	国内消費仕向量	飼料用	種子用	加工用	減耗量	粗食料 総数	1人1年あたりkg	1人1日あたりg	歩留り%	純食料
1．穀類	9,645	24,267	116	13	32,825 958	14,017 958	83	5,092	330	13,303	104.7	285.9	85.0	11,302
a．米	8,429 (a)(440) (b)(23)	834	116	△411	8,600 958	472 958	48	266	156	7,658	60.2	164.6	90.6	6,938 (6,752)
b．小麦	1,004	5,660	0	83	6,581	704	20	306	167	5,384	42.4	115.7	78.0	4,200
c．大麦	166	1,771	0	18	1,919	774	4	1,125	0	16	0.1	0.3	46.0	7
d．はだか麦	11	5	0	△3	19	0	0	8	0	11	0.1	0.2	57.0	6
e．とうもろこし	0	15,096	0	338	14,758	11,272	2	3,387	3	94	0.7	2.0	62.5	59
f．こうりゃん	0	740	0	△3	743	743	0	0	0	0	0.0	0.0	75.0	0
g．その他の雑穀	35	161	0	△9	205	52	9	0	4	140	1.1	3.0	65.7	92
2．いも類	3,216	1,036	13	0	4,239	11	159	1,165	235	2,669	21.0	57.4	90.2	2,407
a．かんしょ	814	58	6	0	866	2	10	337	6	511	4.0	11.0	91.0	465
b．ばれいしょ	2,402	978	7	0	3,373	9	149	828	229	2,158	17.0	46.4	90.0	1,942

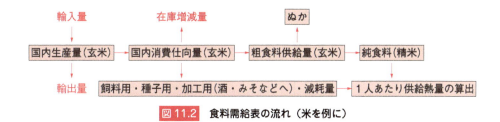

図 11.2 食料需給表の流れ（米を例に）

　米を例とした食料需給表の流れを図 11.2 に示す．なお，食料需給表によって算出される食料の供給数量および栄養量は，消費者などに到達した食料（**純食料**）に関する指標であり，国民によって実際に摂取された食料の数量および栄養量ではない．つまり，調理による損失分や，食べ残しによる廃棄分（ロス）を含む指標であることに留意が必要である．

(2) 食料自給率と食料自給力

　食料自給率とは，国内の食料消費が，国産でどの程度まかなえているかを示す指標である．単純に重量で計算する**品目別自給率**と，食料全体について単位を揃えて計算する**総合食料自給率**の2種類がある．このうち総合食料自給率は，供給熱量で換算するカロリーベースと金額で換算する生産額ベースがあり，2つの指標とも長期的に低下傾向で推移している．

　わが国の品目別食料自給率の推移をみると，昭和 35 年度において，米，大麦，はだか麦，いも類，野菜類，果実類，鶏肉，鯨肉，鶏卵，魚介類の自給率は 100％を超えていた（表 11.2）．その後，各品目の自給率は徐々に低下していき，平成 27 年度には，品目別自給率はきなみ減少している．

　その背景には，農林漁業従事者の減少による供給量の低下と，食生活の洋風化がある．つまり，自給率の高い米の消費が減る一方で，洋食に合う肉類，牛乳・乳製品，油脂類の消費が増えたものの，国内で自給しきれていないことが要因である．供給熱量（カロリー）ベースの自給率に至っては，昭和 35 年度は 79％であったが，昭和 62 年度に 50％に達し，平成 22 年度以降 39％で推移していた．平成 28 年度はさらに 38％と低下した．つまり，平成 28 年度の供給熱量が 2,429 kcal であるのに対し，そのうち約 913 kcal しか国内でまかなえないことになる．また，生産額ベースの自給率も年々低下しており，昭和 35 年度は 93％だったが，平成 14 年度には 70％を割り込み，現在は 68％である．

　わが国の食料自給率は主要先進国のなかでも低水準にあり，海外からの輸入に食料供給を依存している現状がある（図 11.3）．このため，2015（平成 27）年 3 月に閣議決定された食料・農業・農村基本計画において，平成 25 年度の供給熱量ベースの総合食料自給率 39％，生産額ベースの総合食料自給率 65％を基準値として，2025 年度（目標年度）にはそれぞれ 45％，

表11.2　品目別自給率・総合食料自給率の推移（単位：％）

		昭和35年度 1960	40 1965	45 1970	50 1975	55 1980	60 1985	平成2 1990	7 1995	12 2000	17 2005	22 2010	23 2011	24 2012	25 2013	26 2014	27 2015	28 2016
品目別自給率	米	102	95	106	110	100	107	100	104	95	95	97	96	96	96	97	98	97
	うち主食用	—	—	—	—	—	—	—	—	100	100	100	100	100	100	100	100	100
	大・はだか麦	107	73	34	10	15	15	13	8	8	8	8	8	8	9	9	9	8
	雑穀	21	5	1	1	0	0	0	0	0	0	0	0	0	0	0	0	0
	いも類	100	100	100	99	96	96	93	87	83	81	76	75	75	76	78	76	74
	豆類	44	25	13	9	7	8	8	5	7	7	8	9	10	9	10	9	8
	野菜	100	100	99	99	97	95	91	85	81	79	81	79	78	79	80	80	80
	果実	100	90	84	84	81	77	63	49	44	41	38	38	38	40	42	41	41
	肉類（鯨肉を除く）	91	90	89	77	81	81	70	57	52	54	56	54	55	55	55	54	53
	牛肉	96	95	90	81	72	72	51	39	34	43	42	40	42	41	42	40	38
	豚肉	96	100	98	86	87	86	74	62	57	50	53	52	53	54	51	51	50
	鶏肉	100	97	98	97	94	92	82	69	64	67	68	66	66	66	67	66	65
	その他の肉	50	21	8	2	2	3	3	6	10	14	13	12	12	13	11	11	6
	鯨	100	107	100	72	46	47	67	100	100	100	150	60	67	50	40	60	100
	鶏卵	101	100	97	97	98	98	98	96	95	94	96	95	95	95	95	96	97
	牛乳および乳製品	89	86	89	81	82	85	78	72	68	68	67	65	65	64	63	62	62
	魚介類（食用）	111	110	108	100	97	86	72	59	53	57	62	58	57	60	60	59	56
	海藻類	92	88	91	86	74	74	72	68	63	65	70	62	68	69	67	70	69
	砂糖類	18	31	22	15	27	33	32	31	29	34	26	26	28	29	31	33	28
	油脂類	42	31	22	23	29	32	28	15	14	13	13	13	13	13	13	12	12
	植物油脂	31	19	11	8	7	5	4	3	3	2	2	3	3	3	2	2	2
	動物油脂	60	55	46	69	94	124	113	68	70	72	79	77	76	80	80	79	80
	きのこ類	—	115	111	110	107	109	102	92	78	74	79	86	87	86	87	88	88
穀物自給率		82	62	46	40	33	31	30	30	28	28	27	28	27	28	29	29	28
主食用穀物自給率		89	80	74	69	69	69	67	65	60	61	59	59	59	59	60	61	59
供給熱量ベースの総合食料自給率		79	73	60	54	53	53	48	43	40	40	39	39	39	39	39	39	38
生産額ベースの総合食料自給率		93	86	85	83	77	82	75	74	71	69	69	67	67	65	64	66	68

（注）1．品目自給率は，原則的に次式により算出している．

$$自給率 = \frac{各品目の国内生産量}{各品目の国内消費仕向量} \times 100 \text{（重量ベース）}$$

2．米については，国内生産と国産米在庫の取崩しで国内需要に対応している実態を踏まえ，平成10年度から国内生産量に国産米在庫取崩し量を加えた数量を用いて，次式により品目別自給率，穀物自給率および主食用穀物自給率を算出している．

$$自給率 = \frac{国産供給量（国内生産量 + 国産米在庫取崩し量）}{国内消費仕向量} \times 100 \text{（重量ベース）}$$

3．魚介類のうち「食用」の自給率は，11年度以前の食料需給表において掲載されていた「魚介類（飼肥料を除く）」を名称変更したものである．（国内生産量から国内産の飼肥料仕向量を，国内消費仕向量から飼肥料仕向量をそれぞれ控除して算出した．）

4．穀物自給率は次式により算出している．

$$自給率 = \frac{穀物の国内生産量}{穀物の国内消費仕向量} \times 100 \text{（重量ベース）}$$

ただし，「食料需給表」に表章されている「穀類」について計算したものであり，食用に仕向けられる穀物のほか，飼料用穀物も含む穀物全体の自給率である．

5．主食用穀物自給率は次式により算出している．

$$自給率 = \frac{主食用穀物の国内生産量}{主食用穀物の国内消費仕向量} \times 100 \text{（重量ベース）}$$

ただし，米，小麦，大・はだか麦の合計について，国内生産量から国内産の飼料仕向量を，国内消費仕向量から飼料仕向量全体をそれぞれ控除して算出している．

6．供給熱量ベースの総合食料自給率は次式により算出している．

$$自給率 = \frac{食料の国産供給熱量}{食料の国内総供給熱量} \times 100 \text{（供給熱量ベース）}$$

ただし，畜産物については，昭和40年から飼料自給率を考慮して算出している．また，でんぷん，砂糖類，油脂類，みそ，しょうゆについては，国内産原料による供給熱量を国産供給熱量とし，輸入原料による供給熱量は国産供給熱量から控除している．

7．生産額ベースの総合食料自給率は次式により算出している．

$$自給率 = \frac{食料の国内生産額}{食料の国内消費仕向額} \times 100 \text{（生産額ベース）}$$

ただし，畜産物および加工食品については，輸入飼料および輸入食品原料の額を国内生産額から控除して算出している．

農林水産省，「食料需給表」より作成．

11章

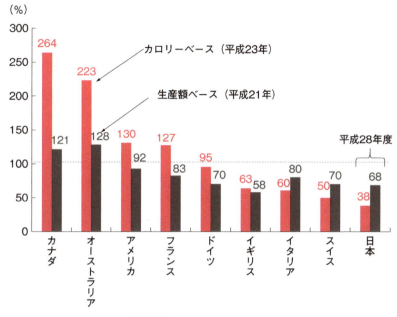

(%)

カロリーベース（平成23年）

生産額ベース（平成21年）

平成28年度

	カナダ	オーストラリア	アメリカ	フランス	ドイツ	イギリス	イタリア	スイス	日本
カロリーベース	264	223	130	127	95	63	60	50	38
生産額ベース	121	128	92	83	70	58	80	70	68

図 11.3　先進国の食料自給率

注1）数値は暦年（日本のみ年度）．スイスおよびイギリス（生産額ベース）については，各
　　　政府の公表値を掲載．
　2）畜産物および加工品については，輸入飼料および輸入原料を考慮して計算．
農林水産省，「食料需給表」，FAO，"Food Balance Sheets" などをもとに農林水産省で試算
（アルコール類などは含まない，http://www.maff.go.jp/j/zyukyu/zikyu_ritu/011.html）より．

73％に引き上げる方針が打ちだされた．農林水産省では，食料自給率向上
を目指し，**フード・アクション・ニッポン**（FOOD ACTION NIPPON, FAN）
を推進している．

　また，この基本計画において，**食料自給力**の指標化も行われた（図 11.4）．
食料自給力とは，わが国の農林水産業が有する食料の潜在生産能力を表す
ものであり，**食料自給力指標**とは，わが国の農林水産業が有する潜在生産
能力を最大限に活用することにより得られる食料の供給可能熱量を試算し
た指標である．

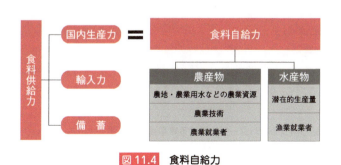

図 11.4　食料自給力

 ワンポイント

フード・アクション・ニッポン
医療・福祉・食料・農業の各分
野が連携し，国産農林水産物の
消費拡大につながるさまざまな
取組みを応援している．具体的
には，米粉の積極的な利用を推
進する「米粉倶楽部」や，推進
震災被災地の農林水産物や加工
食品の積極的利用をすすめる
「食べて応援しよう！」といった
プロジェクトに取り組んでいる．

レベルアップへの豆知識

食料自給力指標
2015（平成27）年3月に閣議決
定された「食料・農業・農村基
本計画」において初めて食料自
給力の指標化が行われ，令和2
年3月に改定された．
米・小麦中心の作付け，いも類
中心の作付けの2種類の生産パ
ターンを想定し，各パターンの
生産に必要な労働時間に対する
現有労働力の延べ労働時間の充
足率（労働充足率）を反映した
供給可能熱量も示している．
ア）栄養バランスを考慮しつつ，
米・小麦を中心に熱量効率を最
大化して作付け
イ）栄養バランスを考慮しつつ，
いも類を中心に熱量効率を最大
化して作付け

食料需給と自給率

113

令和元年度の食料自給力指標を図 11.5 に示す。現在の供給熱量が 2,426 kcal/人・日に対して国産供給熱量（カロリー）が 918 kcal/人・日であり，推定エネルギー必要量 2,168 kcal/人・日を大きく下回っている。つまり，現在の食生活は輸入によって保たれている現状を示している。

一方，国内生産のみで食生活をまかなう場合，いも類中心の作付けでは推定エネルギー必要量を上回るものの，米・小麦中心の作付けでは下回った。

国際的な食料需給に不安定化要素があるなか，平素からその時点におけ

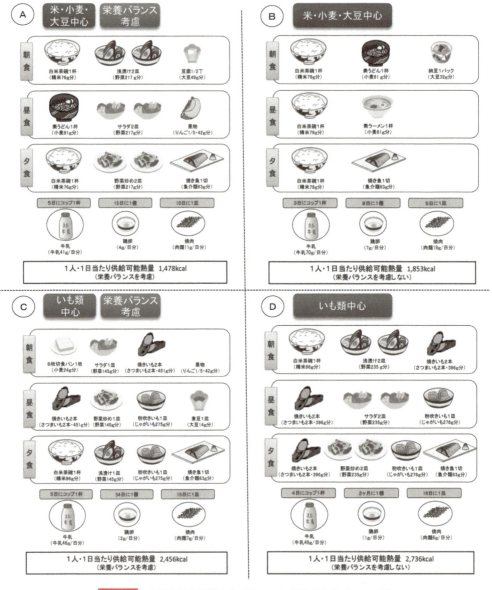

図 11.5 食料自給力指標の各パターンにおける食事メニュー例

注）各パターンにおいて，再生利用可能な荒廃農地においても作付けする場合の試算結果を掲載。
農林水産省ホームページ（http://www.maff.go.jp/j/zyukyu/zikyu_ritu/pdf/26menu.pdf）より。

和食とユネスコ無形文化遺産

無形文化遺産とは，芸能や伝統工芸技術などの形のない文化であって，土地の歴史や生活風習などと密接にかかわっているもののことである．2010（平成22）年にフランスの美食術やメキシコの伝統料理，地中海料理などが無形文化遺産として登録されて以来，食に関する無形文化遺産が増えてきている．

その気運の高まりを背景に，2013（平成25）年12月4日開催の第8回政府間委員会にて，「和食——日本人の伝統的な食文化」の登録が決定した．

和食の4つの特徴は，① 多様で新鮮な食材とそのもち味の尊重，② 健康的な食生活を支える栄養バランス，③ 自然の美しさや季節の移ろいの表現，④ 正月などの年中行事との密接なかかわり，である．食生活の洋風化が進んでいるが，世界が認めた食文化「和食」を食卓で実践するように心がけてはどうだろうか．

ちなみに，11月24日は"いい日本食"「和食の日」である．

るわが国の農林水産業がもつ食料の潜在生産能力を試算・指標化することで，国民の共通理解を醸成し，食料安全保障に関する国民的議論の深化をはかることを目的としている．

練 習 問 題

1　食料需給表に関する記述である．正しいのはどれですか．　→ p. 110, 111 参照
　(1) 食料需給表は，農林水産省がWHO作成手引きに準拠して作成を行っている．
　(2) 食料需給表は，国民によって実際に摂取された食料の数量および栄養量を示している．
　(3) 外国貿易における輸入量および輸出量は考慮しない．
　(4) 品目別自給率は，品目別国内消費仕向量に対する国内生産量の割合で算出される．
　(5) 純食料は粗食料に歩留りを除したものである．

2　食料自給率および食料自給力に関する記述である．正しいのはどれですか．
　(1) 生産額ベースの食料自給率は現在38%である．
　(2) 2025年度には，供給熱量（カロリー）ベースの総合食料自給率を45%にすることを目標にしている．
　(3) 農林水産省では，食料自給率向上の取組みの一環として，スマート・ライフ・プロジェクトを推進している．
　(4) 食料自給力指標は5つある．
　(5) 品目別自給率によると，野菜の自給率は100%である．

自身の生活のなかで実践できる食料自給率を向上させるための取組みを考えてみよう．

演習

食料需給と自給率

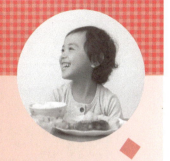

12章

公衆栄養施策と法規

12章で学ぶこと

公衆栄養活動を規定している代表的な法律と，その内容を学びます．法律を通して，わが国の健康づくり施策を把握しておく必要があります．いいかえると，私たちが行う公衆栄養活動には，法的な裏づけがあることを理解し，栄養士として担っていかなければならない健康・栄養施策を再確認しておきましょう．

12章のキーワード

☐ 地域保健法　☐ 健康増進法　☐ 食育基本　☐ 母子保健
☐ 高齢者の医療の確保に関する法律　☐ 食品表示法　☐ 栄養士法
☐ 健康日本 21　☐ 国民健康栄養調査　☐ 地方計画

---

1 公衆栄養関連法規

公衆栄養活動は法的根拠に基づいて行われている．法を所管する担当省庁は，第4章で述べた．公衆栄養施策と関連法規について表 12.1 に示す．

公衆栄養に関係する法律のうちその根幹をなすものは，地域保健法，健康増進法である．公衆栄養活動業務の大部分は健康増進法に記載されている．

(1) 地域保健法

1947（昭和 22）年に制定された保健所法が，地方分権の流れや高齢化などを背景に，より地域に密接して住民の健康の保持増進を行うために1994（平成 6）年に地域保健法として新たに制定された．地域保健法のお

本章の学習到達目標

S　健康増進法，健康日本21，国民健康・栄養調査，食事摂取基準，地方計画の関係を説明できる

A　健康増進法に規定されている内容を理解している

B　代表的な公衆栄養施策がどの法律に規定されているかいえる

C　公衆栄養関係法規名を知っている

表 12.1	公衆栄養施策と関連法規	
公衆栄養施策・ツール	根拠法規（　）は所管外	省　庁
食品の安全，食品表示などの消費者関連	食品表示法，食品安全基本法	消費者庁
健康・栄養づくり，生活習慣病，健康日本21 食生活指針，食事バランスガイド 栄養士 医療監視 食品衛生関連 母子の健康・福祉 健やか親子21，子ども子育てビジョン 高齢者の医療・健康 障がい者の健康・福祉 労働者の健康 特定保健診査，特定保健指導	健康増進法，地域保健法，（食育基本法） — 栄養士法 医療法 食品衛生法 母子保健法 次世代育成支援対策推進法 介護保険法，高齢者医療確保法 障害者総合支援 労働安全衛生法 高齢者の医療の確保に関する法律	厚生労働省
学校保健，栄養教諭制度 学校給食， 学校における食育の推進 食生活指針	学校教育法，学校保健安全法 学校給食法 （食育基本法）	文部科学省
食料需給表，食料自給率，食生活指針 食育推進 食事バランスガイド JAS 規格による食品表示	食料・農業・農村基本法 食育基本法 — JAS法	農林水産省

予習・復習のポイント
【事前学習】本章を読み，健康増進法をHPで検索し，目を通しておこう．
【事後学習】どの法規にどんな内容が規定されているかについて知識を定着させておく．
健康増進法と法に規定されている健康日本21，国民健康・栄養調査，食事摂取基準，地方計画それぞれの関係を理解しておく．

*保健所設置市とよばれている．

もな内容を以下に示す．

① 責　務

　地域保健対策を円滑に進めるために，市町村や都道府県は，施設整備，人的確保と資質向上に努めるとしている．

　都道府県はこれに加えて，調査や研究などに努め，市町村に対して必要な技術的援助を与えるよう示されている．国の役割は，情報収集や整理・活用，調査・研究，人材の養成と資質向上，市町村・都道府県に対しての必要な技術と財政支援となっている．

② 地域保健対策の推進に関する基本指針

　厚生労働大臣が地域保健対策基本指針を策定することになっており，基本指針には地域保健対策の推進の基本的方向，保健所・保健センターの整備・運営に関する基本的事項などが定められている．

③ 保健所の設置と事業内容

　保健所は都道府県，政令で定められている都市（政令指定都市，特別区など）*が設置する，としている．

　保健所の事業内容は，ⅰ）地域保健に関する思想の普及および向上，ⅱ）人口動態統計その他地域保健に係る統計，ⅲ）栄養の改善および食品衛生，ⅳ）住宅，水道，下水道，廃棄物の処理，清掃そのほかの環境の衛生，ⅴ）医事および薬事，ⅵ）保健師に関する事項，ⅶ）公共医療事業の

12
章

向上および増進，viii）母性および乳幼児ならびに老人保健，ix）歯科保健，x）精神保健，xi）治療方法が確立していない疾病（難病）など，xii）エイズ，結核，性病，伝染病そのほかの疾病の予防，xiii）衛生上の試験および検査，xiv）そのほか，地域住民の健康の保持および増進，と示されているほか，地域保健に関する情報の収集，整理，活用，調査，研究や，市町村に対する連絡調整，助言となっている．

保健所の職員には，**地域保健法施行令**で，医師，歯科医師，薬剤師，獣医師，保健師，助産師，歯科衛生士などのほか，管理栄養士，栄養士などをおく，としている．

④ 市町村保健センターの設置と事業内容

市町村では保健センターを設置することができる，と規定されている．また，市町村保健センターは地域住民に対する健康相談，保健指導，および健康診査などを行う施設である，とその業務内容についても示されている．具体的な実務は，第4章の表4.2を参照すること．

(2) 健康増進法

健康増進法は2002（平成14）年に制定された．2000（平成12）年から展開された**健康日本21**の根拠として健康増進施策について規定している．健康増進法の前身は，栄養状態の改善を目的として定められた栄養改善法〔1952（昭和27）年〕である．栄養状態の改善が国民の課題であった時代からは大きく変わり，高齢社会における生活習慣病の一次予防のために，栄養・食生活だけにとどまらず，受動喫煙防止などの健康増進に必要な事項を規定している．健康増進法のおもな内容を以下に示す．

① 法の目的とそれぞれの責務

国民の健康増進・保健向上をはかることを目的とし，国民，国，地方公共団体，健康増進事業実施者それぞれの責務と関係者の協力が示されている．

② 基本方針

厚生労働大臣は，国民の健康増進の総合的推進のための**基本的な方針**（**基本方針**）を定める，としている．この基本方針に具体的な目標を決めて策定されたのが「健康日本21」である．

基本方針には次の7項目が定められている．i）国民の健康増進の推進に関する基本的な方向，ii）国民の健康増進の目標に関する事項，iii）都道府県健康増進計画および市町村健康増進計画の策定に関する基本的な事項，iv）国民健康・栄養調査そのほかの健康増進に関する調査や研究に関する基本的な事項，v）健康増進事業実施者間における連携および協力に関する基本的な事項，vi）食生活，運動，休養，飲酒，喫煙，歯の健康の保持そのほかの生活習慣に関する正しい知識の普及に関する事項，vii）そ

検索してみよう！

健康増進法
厚生労働省，www.mhlw.go.jp/shingi/2004/12/dl/s1202-4g.pdf

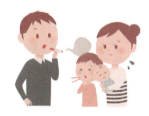

健康増進法では受動喫煙の防止を規定している

のほか国民の健康の増進の推進に関する重要事項.

③ 都道府県健康増進計画・市町村健康増進計画

　国の基本方針（健康日本21）に沿った計画を地域でも立案する必要がある．都道府県は国の基本方針を参考にして**都道府県健康増進計画**を定めることを義務規定し，市町村は基本方針と都道府県健康増進計画を参考にして**市町村健康増進計画**を定めるよう努力規定している．

④ 健康診査の実施などに関する指針

　厚生労働大臣は，健康診査の実施および結果の通知，健康手帳交付やそのほかの措置に関して健康増進事業実施者に対する**健康診査等指針**を定めるとし，健康増進実施主体が異なるため，健康診査の質を確保する目的で指針を示している．

⑤ 国民健康・栄養調査の実施

　厚生労働大臣は，国民の健康増進をはかるための基礎資料として国民の身体の状況，栄養摂取量および生活習慣の状況[*1]を明らかにするため，**国民健康・栄養調査**を行うとしている．**調査世帯**は，厚生労働大臣が調査地区を決め，都道府県知事が調査地区内の調査世帯を指定する（p.68〜70参照）．指定された調査世帯に属する者は，国民健康・栄養調査に協力しなければいけないことになっている．また都道府県知事は，実際に調査を行う職務者として**国民健康・栄養調査員**を配置できるとしている．

⑥ 生活習慣病の発生の状況の把握

　国および地方公共団体は，国民の生活習慣とがん，循環器病，生活習慣病との相関関係を明らかにするため，生活習慣病の発生状況の把握に努めなければならない，としている．

⑦ 食事摂取基準

　厚生労働大臣は，国民健康・栄養調査などの結果を参考にして，食事摂取基準を定める[*2]．食事摂取基準は従前より法的記載はなく行政施策として策定されていたが，「食事摂取基準（2010年版）」から法の規定に基づくものとなっている．

⑧ 保健指導など

　市町村は，医師，歯科医師，薬剤師，保健師，助産師，看護師，准看護師，管理栄養士，栄養士，歯科衛生士などの職員に，栄養改善・生活習慣改善の相談や栄養指導・保健指導などを行わせる，としている．

　都道府県（保健所）の業務は，ⅰ）とくに専門的な知識および技術を必要とする栄養指導，ⅱ）特定かつ多数の者に対して継続的に食事を供給する施設に対し，栄養管理についての必要な指導・助言，ⅲ）市町村相互間の連絡調整，技術的事項についての協力と援助，としている．なお，これらの業務は，都道府県（保健所）管理栄養士が，都道府県知事より**栄養指導員**を任命されて行う．つまり，特定給食施設の給食管理業務に携わる栄

レベルアップへの豆知識

国民健康・栄養調査

国民健康・栄養調査をはじめとする調査は，公衆栄養プログラム（健康日本21などの計画）のアセスメントとなり，同時に計画実施後の評価となる．この結果を踏まえて健康増進計画などを策定している．第8章も参照．

＊1　国民健康・栄養調査の方法，調査項目，およびその他の事項については，厚生労働省令（健康増進法施行規則）で定めている．

＊2　熱量以外に食事摂取基準に必要な栄養素項目は，厚生労働省令で決められている．

養士は，栄養指導員である保健所管理栄養士の指導・助言を受けることとなる．

⑨ 特定給食施設

　特定給食施設を，特定かつ多数のものに対して継続的に食事を供給する施設のうち栄養管理が必要なものとして厚生労働省令で定めるものと定義し，都道府県知事に**特定給食施設の届出**が必要なことを定めている．

　また特定給食施設では適切な**栄養管理**を行わなければならないとしている．特定給食施設における栄養士・管理栄養士の配置については，特定給食施設のうち，特別の栄養管理が必要な特定給食施設で知事が指定した施設では管理栄養士の配置を義務づけることとし*3，それ以外の特定給食施設では栄養士または管理栄養士の配置について努力することとしている．

　さらに，都道府県知事は特定給食施設の設置者に，指導や助言をすることができ，また管理栄養士の配置や栄養管理について違反した場合は勧告や命令ができ，さらに栄養管理の実施の確保のために栄養指導員による立入検査をすることができるとしている．

⑩ 受動喫煙の防止

　学校・体育館・病院・劇場・集会場・百貨店・事務所・官公庁施設・飲食店などの多人数が利用する施設では，**受動喫煙防止**に努めなければならないとしている．2018 年に，「望まない**受動喫煙をなくす**」という基本的考え方から対策が強化され，罰則を設けて義務とするなど一部改正された．今後段階的に実施され，2020 年 4 月には全面施行される．

⑪ 特別用途表示など

　特別用途食品とは，乳児用，幼児用，妊産婦用，病者用，そのほか内閣府令に定められている特別の用途（授乳婦用，嚥下困難者用，特定保健用食品）に用いるものをいう．

　特別用途の表示がなされた食品を販売する場合には，内閣総理大臣の許可を受ける必要がある．この際，内閣総理大臣は厚生労働省の意見を聞くことになっている．特別用途食品のうち**特定保健用食品**（トクホ）については，食品表示法の**保健機能食品制度**にも位置づけられている（図 12.1，

レベルアップへの豆知識

特定給食施設

健康増進法では，特定かつ多数の者に対して，継続的に食事を供給する施設のうち栄養管理が必要なものとして厚生労働省令で定めるものをいう（第 20 条第 1 項），としている．さらに健康増進法施行規則により，法第 20 条第 1 項の厚生労働省令で定める施設は，継続的に 1 回 100 食以上または 1 日 250 食以上の食事を供給する施設を特定給食施設としている（第 5 条）．

*3　なお，適切な栄養管理の基準ならびに栄養士・管理栄養士の配置基準については健康増進法施行規則に規定している．

医療品 （新指定医薬部外品を含む）	特定保健用食品 （個別許可型）	栄養機能食品 （規格基準型）	一般食品 （いわゆる健康食品を含む）
	--------- 保健機能食品 ---------		

| | 表示内容 | 栄養成分含有表示
保健用途の表示
（栄養成分機能表示）
注意喚起表示 | 栄養成分含有表示
栄養成分機能表示
注意喚起表示 | |

図 12.1　保健機能食品の分類

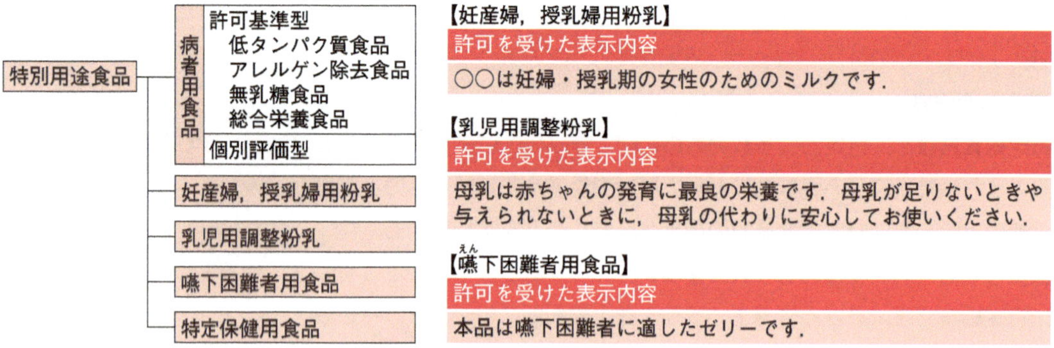

図 12.2 特別用途食品の分類

図 12.2）．さらに，食品の健康効果に関しては誇大広告の禁止が規定されている．

(3) 食育基本法

食育基本法は 2005（平成 17）年に制定された．法制定の背景には，国民の食生活をめぐる環境が大きく変化し，「食」を大切にする心の欠如，栄養の偏り，不規則な食事，肥満や生活習慣病の増加，過度の痩身志向などの問題に加え，食の海外への依存，伝統的な食文化の危機，食の安全など，さまざまな問題が生じてきたことによる．このようななか，食に関する知識と食を選択する力を習得し，健全な食生活を実践することができる人間を育てる**食育**を推進するために制定された．

① 法の目的

食育基本法の目的は，国民が健全な心身を培い，豊かな人間を育むための食育を総合的に推進することなどを定めている．

② 基本理念

食育を推進するにあたっては，その方向性を基本理念として 7 項目を定めている（表 12.2）．

③ 食育推進基本計画など

国の**食育推進基本計画**について，食育推進会議は，食育の推進に関する

表 12.2 食育基本法の 7 つの基本理念

1．国民の心身の健康の増進と豊かな人間形成
2．食に関する感謝の念
3．食育推進運動の展開
4．子どもの食育における保護者，教育関係者などの役割
5．食に関する体験活動と食育推進活動の実践
6．伝統的な食文化，環境と調和した生産などへの配慮および農山漁村の活性化と食料自給率の向上への貢献
7．食品の安全性の確保などにおける食育の役割

施策の総合的かつ計画的な推進をはかるため食育推進基本計画を作成する，と規定している．食育推進会議については後述の条文で規定している．

都道府県食育推進計画については，都道府県は食育推進基本計画を基本として，都道府県食育推進計画を作成するよう努めなければならない，としている．また，**市町村食育推進計画**については，市町村は食育推進基本計画および都道府県食育推進計画を基本として，市町村食育推進計画を作成するよう努めなければならないとしている．

④ 基本的施策

基本理念を実現するために**基本的施策**7項目を定めている（表12.3）．

⑤ 食育推進会議など

農林水産省に**食育推進会議**を設置して**食育推進基本計画**を策定するよう規定している．都道府県では，都道府県食育推進計画の作成や推進のために**都道府県食育推進会議**を設置することができる．市町村でも市町村食育推進計画の作成や推進のために**市町村食育推進会議**を設置することができる（表12.4）．

レベルアップへの豆知識

食育推進計画の沿革と現状

2005年　食育基本法制定
2006～2010　食育推進基本計画
2011～2015　第2次食育推進基本計画
2016～2020　第3次食育推進基本計画
2021～　第4次食育推進基本計画

食育推進計画の策定状況（2015年3月）は以下のようになっている．
都道府県　100%
市町村　76.0%

表12.3　食育基本法における基本施策

①家庭における食育の推進
(1)生活リズムの向上
(2)子どもの肥満予防の推進
(3)望ましい食習慣や知識の習得
(4)妊産婦や乳幼児に関する栄養指導
(5)家庭や地域における栄養教諭を中核とした取組み
(6)青少年およびその保護者に対する食育推進

②学校，保育所などにおける食育の推進
(1)指導体制の充実
(2)栄養教諭による子どもへの指導内容の充実
(3)学校教育外での子どもへの指導
(4)地場産物の活用を進めるなどの学校給食の充実
(5)米飯給食の普及・定着
(6)食育を通じた健康状態の改善などの推進
(7)保育所での食育の推進

③地域における食生活の改善のための取組みの推進
(1)栄養バランスが優れた「日本型食生活」の実践
(2)「食生活指針」や「食事バランスガイド」の活用促進
(3)専門知識をもった人材の養成・活用
(4)健康づくりや医学教育等における食育の推進
(5)食品関連事業者による食育推進

④食育推進運動の展開
(1)食育月間の設定・実施
(2)継続的な食育推進運動と食育に関する国民の理解の促進
(3)各種関係団体との連携・協力体制の確立
(4)民間の取組みなどに対する表彰の実施

(5)国民運動に資する調査研究，情報提供などの実施
(6)ボランティア活動への支援

⑤生産者と消費者との交流の促進，環境と調和のとれた農林漁業の活性化など
(1)都市と農山漁村の共生・対流を通じた都市住民と農林漁業者の交流の促進
(2)子どもを中心とした農林漁業体験活動の促進と消費者への情報提供
(3)農林漁業者などによる食育推進
(4)地産地消の推進
(5)バイオマス利用と食品リサイクルの推進

⑥食文化継承のための活動への支援など
(1)ボランティア活動などにおける取組み
(2)学校給食での郷土料理などの積極的な導入やイベントの活用
(3)専門調理師などの活用における取組み
(4)知的財産立国への取組みと連携など

⑦食品の安全性，栄養そのほかの食生活に関する調査，研究，情報の提供および国際交流の推進
(1)リスクコミュニケーションの積極的な実施と食品の安全性や栄養などに関する情報提供
(2)食品情報に関する制度の普及啓発
(3)基礎的な調査・研究などの実施
(4)地方公共団体における取組みの推進
(5)食育の海外展開と海外調査および国際的な情報交換などの推進

表12.4		食育推進基本計画と地方計画		
主　体	作成計画	作成担当機関	備　考
国（農林水産省）	食育推進基本計画	食育推進会議（農林水産大臣を会長に有識者など25人で構成）	計画策定，食育推進会議の設置ともに義務規定
都道府県	都道府県食育推進計画	都道府県または都道府県食育推進会議	計画策定，食育推進会議の設置ともに義務ではないが，作成時や変更時には国に報告する義務がある
市町村	市町村食育推進計画	市町村または市町村食育推進会議	

(4) その他のおもな法律

① 母子保健法

母子保健法〔1965（昭和40）年制定〕では，母親・乳児・幼児に対する保健指導，健康診査，医療などを定めている．市町村の業務として，妊産婦指導，新生児訪問，未熟児訪問，乳幼児健康診査，**母子健康手帳**の交付，**未熟児養育医療**の実施を規定している．公衆栄養活動分野は，条文で母子の栄養支援に努めるように規定されており，各市町村で妊産婦教室や乳幼児健診時の栄養相談を行っている．低出生体重児（2,500 g 未満）を出産した妊婦は市町村に届出することも規定されている．

② 高齢者の医療の確保に関する法律

「高齢者の医療の確保に関する法律（**高齢者医療確保法**）」は，老人保健法〔1982（昭和57）年制定〕が2008（平成20）年4月に名称とともに全面改定されたものである．高齢者の医療費の増大により，若い世代との公平化をはかり，医療費の適正化にあたることを目的に，40〜74歳からの**特定健康診査**や，75歳からの**後期高齢者医療制度**など年齢に応じた制度が規定されている．特定健康診査後の**特定保健指導**の実施方法は，「特定健康診査および特定保健指導の実施に関する基準」（厚生労働省令）により，医師・保健師・管理栄養士が担当することになっている（第4章参照）．

③ 食品表示法

食品を摂取する際の安全性および一般消費者の自主的かつ合理的な食品選択の機会を確保するため，2013（平成25）年6月公布，2015（平成27）年4月に**食品表示法**（図12.3）が施行された．公布以前は健康増進法，食品衛生法，JAS法など複数の法規に食品表示に関する条文が規定されていたが，これを統合し一元化した法律である．この法律により加工食品の栄養成分表示が**食品表示基準**に従って義務化された．アレルギー表示も義務化され，個別表示が原則となった（5年間の経過措置がある）．また同時に，**機能性表示食品制度**の創設により，野菜や果物などの生鮮食品や加工食品，サプリメントなどについて，健康の維持・増進効果などを具体的に示すこと（**機能性表示**）ができるようになった（図12.4）．一方，**特別用途食品**に

ワンポイント

栄養機能食品
第9章参照．

機能性表示食品
第9章参照．

特別用途食品
乳児の発育や，妊産婦，授乳婦，嚥下困難者，病者などの健康の保持・回復などに適する，といった特別の用途について表示を行うもの（特別用途表示）．第9章も参照．

12章

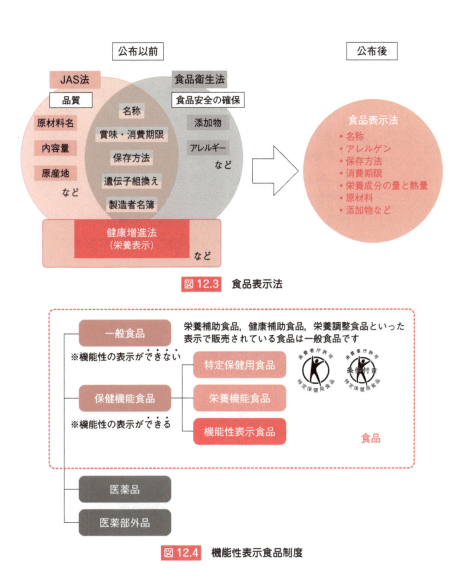

図 12.3　食品表示法

図 12.4　機能性表示食品制度

ついては従前どおり健康増進法の範囲となっている.

2　栄養士・管理栄養士制度

【栄養士法】

① 栄養士法制定の経緯

　栄養士養成は，1914（大正3）年に佐伯　矩が栄養士養成のための学校を設立し，翌年，栄養技手*が誕生したことにはじまる．栄養技手たちの功績により，1945（昭和20）年に**栄養士規則**が制定され，国家としての栄養士養成がはじまった．戦後，栄養士規則は廃止され，1947（昭和22）年，

＊「栄養手」との説もある．第7章も参照.

公衆栄養施策と法規

栄養士法が制定された．当初は栄養不足に対する指導であったが，食生活の変化に対応するため1962（昭和37）年には管理栄養士制度が創設された．2000（平成12）年には，管理栄養士の資格が登録制から免許制になるとともに，管理栄養士の業務内容を明確化するなど，現行の形に改正された〔施行は平成14（2002）年〕．

② 栄養士法の内容

栄養士法は栄養士・管理栄養士制度を規定する法律である．栄養士法に規定されているおもな内容を表12.5に示す．

このほか，栄養士法施行令（政令）では，栄養士免許の記載事項である本籍地や氏名に変更があった場合には住居地の都道府県に申請することが規定されている（図12.5）．

③ 栄養士・管理栄養士の社会的役割と課題

変わりゆく社会のなかで，栄養の指導（図12.6）を業とする栄養士・管理栄養士へのニーズは大きい．しかし一方で現状の栄養士・管理栄養士制度には次のような課題も残されている．

- 業務に関する課題……業務独占ではなく名称独占であるため，専門性が不明瞭．
- 栄養士・管理栄養士の養成に関する課題……専門業務に不対応な教育内容と修業年限（諸外国と比べて臨地実習時間数などが著しく少ない），養成人数に比して必要就業人数が少ない，無試験による栄養士資格付与，

表12.5　栄養士法に規定されているおもな内容

栄養士・管理栄養士の定義 （第1条）	栄養士とは都道府県知事の免許を受けて栄養士の名称を用いて**栄養の指導**に従事する者． 管理栄養士とは「厚生労働大臣の免許を受けて管理栄養士の名称を用いて」次の業務を行う者． ①傷病者に対する療養のために必要な**栄養の指導** ②個人の身体状況，栄養状態などに応じた**高度の専門知識や技術を要する**健康の保持・増進のための**栄養の指導** ③特定給食施設において利用者の身体の状況，栄養状態，利用の状況に応じた**特別の配慮を必要とする給食管理** ④③の施設に対する**栄養改善上必要な指導**
免許取得方法 （第2条）	栄養士の免許は，厚生労働大臣の指定した栄養士の養成施設において2年以上栄養士として必要な知識および技能を習得した者に対して都道府県知事が与える． 管理栄養士の免許は管理栄養士国家試験に合格した者に対して厚生労働大臣が与える．
管理栄養士国家試験と受験資格 （第5条の2～3）	厚生労働大臣は，少なくとも年1回管理栄養士国家試験を実施する． 養成施設の修業年限によって受験資格が異なる．
名称の使用制限（名称独占） **（第6条）**	栄養士・管理栄養士でなければ，これに類似する名称を用いて栄養指導業務を行ってはならない．
主治医の指導（第5条の5）	管理栄養士が傷病者に対して療養のための栄養指導を行う場合には，**主治医の指導**を受けなければならない．

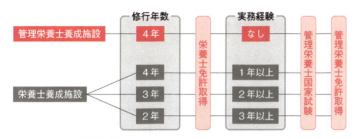

図 12.5　栄養士・管理栄養士の免許制度

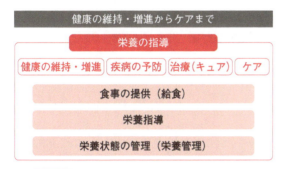

図 12.6　日本栄養士会の「栄養の指導」の理解

日本栄養士会，会報 栄養日本・礎，**3**(2)，2 (2013) より．

実務経験による管理栄養士国家試験受験資格付与，などである．

　かつては養成施設をでなくても栄養士国家試験に合格すれば栄養士免許を取得できる時代もあった．いまは養成施設で必要単位を習得すれば卒業と同時に無試験で免許取得が可能であるが，2 年間にわたって養成施設において知識・技能を体得することの意味を考え，資格に恥じないスキルを身につけ，社会に貢献できる資質と能力を培ってほしい．

練習問題

➡ p. 117〜126 参照 1 公衆栄養活動に関係する法律に関する記述である．正しいのはどれですか．
 (1) 母子手帳の交付や乳幼児健康診査は，母子保健法に規定されている．
 (2) 食事摂取基準の策定については，食品表示法に規定されている．
 (3) 特定健診・特定保健指導の根拠法は，健康増進法である．
 (4) 地域保健法では，保健所の設置と保健センターの設置について規定している．
 (5) 栄養士法では栄養士の業務は業務独占といわれている．

➡ p. 119〜122 参照 2 健康増進法の内容に関する記述である．正しいのはどれですか．
 (1) 都道府県健康増進計画，市町村健康増進計画ともに策定は努力規定である．
 (2) 健康増進法には食品表示基準が規定されていたが，食品表示法に統合された．
 (3) 健康日本 21（第二次）は，健康増進法を根拠として目標が策定されている．
 (4) 国民健康栄養調査結果は，健康日本 21 などの健康増進をはかる基礎資料として用いられている．
 (5) 特定給食施設の定義と栄養士管理栄養士の必置義務・努力義務についてもかかれている．

 演習

あなたの市町村の保健所や保健センターの広報に掲載されている事業の根拠法は何かを調べてみよう．

12 章

13章

国の健康増進基本計画と地方計画

···················· CHAPTER GUIDANCE & KEYWORD ·······················

13章で学ぶこと

公衆栄養プログラムに関連の深い行政計画には，① 健康日本 21（厚生労働省），② 医療費適正化計画（厚生労働省），③ 健やか親子 21（厚生労働省），④ 食料・農業・農村基本計画（農林水産省），⑤ 食育推進計画（農林水産省）があります．ここでは「健康日本 21」を中心に概説します．また，国の健康増進計画である健康日本 21 を受けて，都道府県やほとんどの市町村においても計画が策定されています．行政側の施策として学習すると同時に，個人としても取組みの主体であることを認識し，自己の健康づくりを省みましょう．

13章のキーワード

- ☐ 健康日本 21(第二次)　☐ ヘルスプロモーション　☐ 健康寿命　☐ 健康格差
- ☐ 共食　☐ NCD（非感染性疾患）　☐ 次世代の健康　☐ 高齢者の健康
- ☐ COPD（慢性閉塞性肺疾患）　☐ すこやか親子 21　☐ 第3次食育推進基本計画

① 健康日本 21（第二次）

(1) 健康日本 21 の策定

第 3 次国民健康づくり対策では，**ヘルスプロモーション**（p.6 参照）の考えを取り入れ，国民が主体的に取り組める国民健康づくり運動として**健康日本 21（21 世紀における国民健康づくり運動）**を 2000（平成 12）年に策定した．健康日本 21 は，健康増進法に示された基本方針に具体的な取組みの項目と数値目標を設定したものであるが，開始当初には法的根拠がなく，2 年後の健康増進法の制定時〔2002（平成 14）年〕に規定された．

健康日本 21 の実施期間は，平成 12 年〜平成 22 年度までとされていたが，

本章の学習到達目標

- **S** Aに加えて，健康日本 21（第一次，第二次）を PDCAサイクルに関連づけて説明できる
- **A** 健康日本 21（第二次）の 5つの方針の関連を説明できる
- **B** 健康日本 21（第二次）の食に関する取組みの目標を説明できる
- **C** 健康日本 21（第二次）の概要を理解している

＊国の健康づくり対策としては，「第 4 次国民健康づくり対策」にあたる．

NCD

non-communicable diseases,
非感染性疾患

COPD

chronic obstructive pulmonary
disease，慢性閉塞性肺疾患

検索してみよう！

健康日本 21（第二次）の目標
厚生労働省，http://www.mhlw.
go.jp/seisakunitsuite/bunya/
kenkou_iryou/kenkou/kenko
unippon21/kenkounippon21/
mokuhyou.html

ワンポイント

共　食

孤食の反対語．家族，友人，同僚など，誰かと一緒に食べること．家族との共食頻度が高い人は低い人に比べて，食事内容の量・質両面の問題点が少ないなどの点が明らかになっている．

平成 18 年度から実施された医療費適正化計画（特定健康診査などの状況など）と 2007（平成 19）年に公表された中間評価を踏まえて，2 年延長し最終年度が平成 24 年度となった．現在は，2013（平成 25）年から 2022（平成 34）年の **21 世紀における第二次国民健康づくり運動**〔**健康日本 21（第二次）**〕＊において，設定された目標を達成するための取組みが行われている．

(2) 健康日本 21（第二次）の基本方針

健康日本 21（第二次）の基本方針を表 13.1 に示す．

これらの 5 つの基本方針をかかげ，目指すべき社会の実現に向けて，健康寿命の延伸と健康格差の縮小を最終目標にしている．

表 13.1　5 つの基本方針

①健康寿命の延伸と健康格差の縮小
　　生活習慣の改善や社会環境の整備によって達成すべき最終的な目標
②生活習慣病の発症予防と重症化予防の徹底（NCD の予防）
　　がん，循環器疾患，糖尿病，**COPD** に対処するため，一次予防・重症化予防に重点を置いた対策を推進．国際的にも **NCD** 対策は重要
③社会生活を営むために必要な機能の維持および向上
　　自立した日常生活を営むことを目指し，ライフステージに応じ，こころの健康，次世代の健康，高齢者の健康を推進
④健康を支え，守るための社会環境の整備
　　時間的・精神的にゆとりある生活の確保が困難な者も含め，社会全体が相互に支え合いながら健康を守る環境を整備
⑤栄養・食生活，身体活動・運動，休養，飲酒，喫煙および歯・口腔の健康に関する生活習慣および社会環境の改善
　　生活習慣病の予防，社会生活機能の維持および向上，生活の質の向上の観点から，各生活習慣の改善をはかるとともに，社会環境を改善

(3) 健康日本 21（第二次）の目標

5 つの基本方針に沿って，具体的な 53 の項目がかかげられている．

栄養・食生活の目標は，次世代ならびに高齢者の健康の目標とも関連し，これらの目標を達成することは生活習慣病の発症予防と重症化予防の徹底（**NCD の予防**）につながる．また同時に，健康を支え，守るための社会環境の整備を行いながら，最終目標である**健康寿命**の延伸，**健康格差**の縮小が実現する．

「栄養・食生活」の目標設定では，上位目標である生活の質ならびに社会環境の質の向上をはかるために，ライフステージに沿った**栄養状態**（適正体重の維持，低栄養の低減），**食物摂取**（適正な量と質の食事），**食行動**（**共食**の増加，健康な生活習慣の獲得）の構造順に目標が設定され，これ

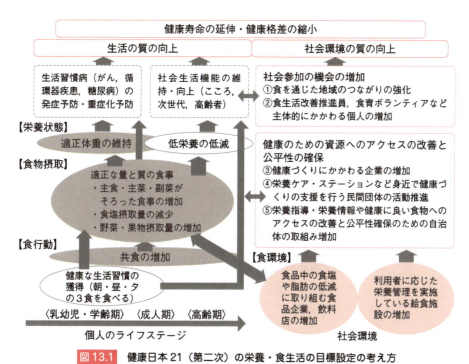

図中の文字:

健康寿命の延伸・健康格差の縮小

生活の質の向上　　　社会環境の質の向上

生活習慣病（がん，循環器疾患，糖尿病）の発症予防・重症化予防

社会生活機能の維持・向上（こころ，次世代，高齢者）

社会参加の機会の増加
①食を通じた地域のつながりの強化
②食生活改善推進員，食育ボランティアなど主体的にかかわる個人の増加

【栄養状態】

適正体重の維持　　　低栄養の低減

健康のための資源へのアクセスの改善と公平性の確保
③健康づくりにかかわる企業の増加
④栄養ケア・ステーションなど身近で健康づくりの支援を行う民間団体の活動推進
⑤栄養指導・栄養情報や健康に良い食物へのアクセスの改善と公平性確保のための自治体の取組み増加

【食物摂取】

適正な量と質の食事
・主食・主菜・副菜がそろった食事の増加
・食塩摂取量の減少
・野菜・果物摂取量の増加

【食行動】

共食の増加

【食環境】

健康な生活習慣の獲得（朝・昼・夕の3食を食べる）

食品中の食塩や脂肪の低減に取り組む食品企業，飲料店の増加

利用者に応じた栄養管理を実施している給食施設の増加

〈乳幼児・学齢期〉　〈成人期〉　〈高齢期〉

個人のライフステージ　　　社会環境

図 13.1　健康日本 21（第二次）の栄養・食生活の目標設定の考え方

厚生科学審議会地域保健健康増進栄養部会・次期国民健康づくり運動プラン策定専門委員会，「健康日本21（第二次）の推進に関する参考資料（平成24年7月）」，p.92より.

らに影響する**食環境**（食品中の食塩や脂肪の低減に取り組む食品企業・飲食店の増加，利用者に応じた栄養管理を実施している給食施設の増加）の目標も設定されている（図13.1）.

　これらの目標は，健康日本21の最終報告で今後の課題としてあげられた次の①～④の点を反映したものである.

①肥満の予防・改善については運動との連動，朝食欠食の改善については休養（生活リズム）との連動などといった，個人の生活習慣全体を包括的にとらえた新たなアプローチとともに，子どもの頃からの望ましい生活習慣の定着を強化していく必要がある.

②食塩摂取量の減少のように，個人の努力だけではこれ以上の改善が困難なものについては，栄養成分表示の義務化や市販食品の減塩など企業努力を促すための環境介入が必要となる.

③今後は地域格差や経済格差の影響が大きくなることも想定されるので，社会環境要因に着目した戦略が必要となる.

④男女とも20歳代において，栄養素の摂取や行動変容が乏しいことから，この年代への対策が必要である．とくに男性は，20～30歳代にかけて体重を増やさないためのアプローチが必要である.

　一方，循環器病，がん，糖尿病などの生活習慣病についても目標が定められており，これらの生活習慣病と，栄養・食生活の目標間の関連につい

  検索してみよう！

栄養・食生活の分野に関する目標項目と数値
厚生労働省，http://www.mhlw.go.jp/seisakunitsuite/bunya/kenkou_iryou/kenkou/kenkounippon21/kenkounippon21/mokuhyou.html

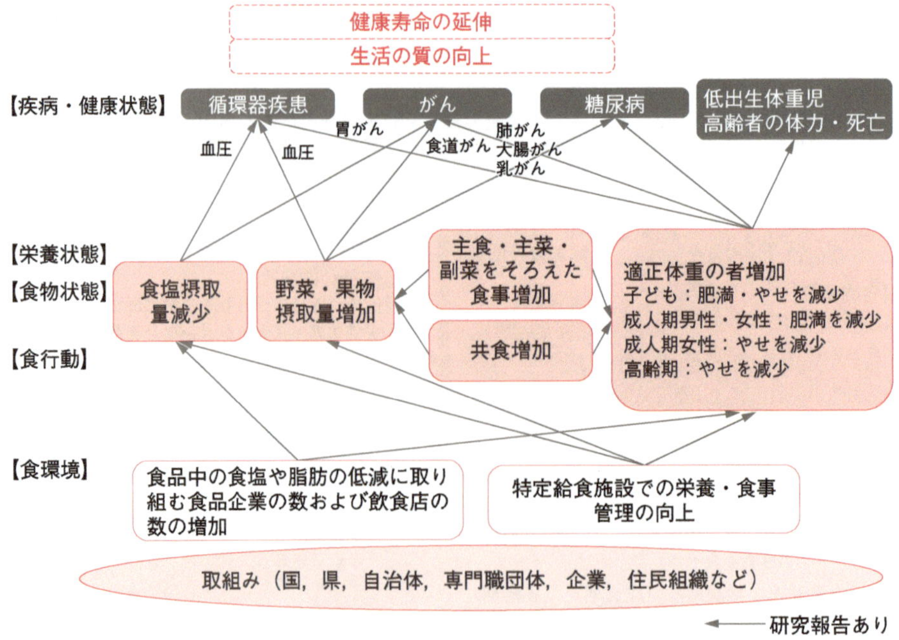

図 13.2 生活習慣病などと栄養・食生活の目標の関連

て図 13.2 に示す.

2 健康増進地方計画

(1) 計画策定

　健康日本 21（第二次）を進めるためには，地方自治体（都道府県，市町村）が，それぞれ**健康増進計画**を策定し，取組みを推進していくことが求められている（健康増進法第 8 条）.

　地方自治体の健康増進計画策定にあたっては，地域の重要課題を抽出し，地域の特性に応じた目標設定を行う．またその評価については，国の目標設定期間を勘案しつつ，一定の期間ごとに計画の評価および改定を行う．評価にあたっては，地域の医療保険者，学校保健関係者，産業保健関係者などにおける取組みの進捗状況や目標の達成状況についても評価し，その後の取組みなどに反映させる．また，目標設定から実施，評価の各段階に住民が主体的に参加し，その意見を積極的に反映できるしくみづくりが重要である.

　都道府県は，市町村健康増進計画の策定支援を行うとともに，健康日本 21（第二次）においては，市町村格差の縮小に向けた目標設定を行う．市町村は，特定健康診査・特定保健指導，健康増進事業，介護予防事業など

との連携・調和をはかって取組みを進める．地方自治体によっては，保健・福祉・医療の領域を総合的・一体的に進めるため，健康増進計画を医療計画や食育推進計画などと一体化し計画している場合もある．

(2) 推進体制

① 多様な人材による推進

計画推進を担う保健師や管理栄養士などの専門職の確保と資質の向上に努め，健康運動指導士などの健康づくりのための運動指導者や健康スポーツ医と連携し，さらに，食生活改善推進員，運動普及推進員，禁煙普及員などのボランティア組織や健康づくりのための自助グループの支援体制を構築するなど，多様な人材による計画の推進が必要である．

② 企業など多様な主体の参画と連携

計画推進を地域の包括的かつ自発的な取組みとするため，従来の行政，公的組織にとどまらず，マスメディア，企業，**NGO**，**NPO**，ボランティア団体なども，健康づくりの中核的な推進組織として位置づけられている．こうした多様な主体が連携することに加え，企業などが主体的に健康づくりに参画し，自発的に情報発信などを行うことは，健康日本21（第二次）の目標にもかかげられている．

広く関係者が協力して，継続的に運動を進めるため，マスメディアを通じた広報やインターネット，ボランティアによる情報の提供，産業界と連携した健康関連サービスの情報の共有など多様な経路を活用することも重要である．また，情報提供の内容は，科学的知見に基づいたものであるとともに，わかりやすく，取組みに結びつきやすいものとなるような工夫が必要である．

NGO
Non Governmental Organization, 非政府組織

NPO
Non Profit Organization，非営利組織

③ 健やか親子21と健やか親子21（第2次）

健やか親子21は，健康日本21の母子保健分野として推進され，母子保健の取組みの方向性と目標や指標を示し，関係機関・団体が一体となって取り組む国民運動である．根拠法は，**次世代育成対策推進法**（2025年3月31日までの時限立法）である．少子化，子どもの貧困，母子保健に関して，思春期の保健対策（自殺や性感染症など），妊娠出産から，育児（育児不安や虐待）まで広く目標が設定されている．第1次計画（健やか親子21）は，2001（平成13）年〜2010（平成22）年までの10年計画とされていたが，行動計画の期間と合わせて，最終年度が平成26年度まで延長された．

健やか親子21（第2次）は，2015（平成27）年〜2024（平成36）年の10年間にかけての行動計画である．現在の母子保健を取り巻く状況と第

 ワンポイント

子育て行動計画
次世代育成対策推進法において，国は子育て行動策定指針を定める義務があり，市町村と都道府県では5年ごとに「子育て行動計画」を策定する義務があると規定されている．

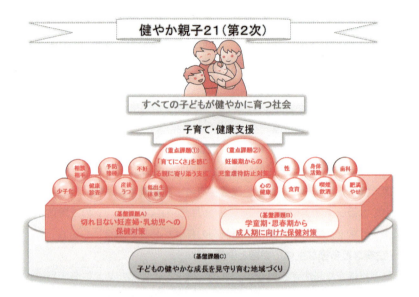

図 13.3 健やか親子 21（第 2 次）

厚生労働省，「健やか親子 21」より．

一次計画の課題を踏まえて，「すべての子どもが健やかに育つ社会」の 10
年後の実現に向け，3 つの基盤課題と 2 つの重点課題を揚げている（図
13.3）．

4　食育推進基本計画

（1）食育推進

　国は食育を強力に推進するために，2005（平成 17）年に食育基本法を制
定し，図 13.4 に示す体制のもと，食育が展開されている．

　食育を国民運動として推進していくためには，国や地方公共団体による
取組み（図 13.5）とともに，学校，保育所，農林漁業者，食品関連事業者，
ボランティアなどのさまざまな立場の関係者の緊密な連携・協力が重要で
ある．

（2）食育推進基本計画策定の経緯

　食育基本法では，農林水産省（平成 27 年までは内閣府）に設置される
食育推進会議により食育推進基本計画を作成することが定められている
（第 12 章，123 ページ参照）．

　2006（平成 18）年に，**食育推進基本計画**（平成 18 年度～平成 22 年度）
が策定され，続く 2011（平成 23）年 3 月には，第 2 次食育推進基本計画に

ワンポイント

食　育

食育という言葉は明治時代に石
塚左玄（医師・薬剤師）が初め
て使った．「体育智育才育は即
ち食育なり」と提唱した．

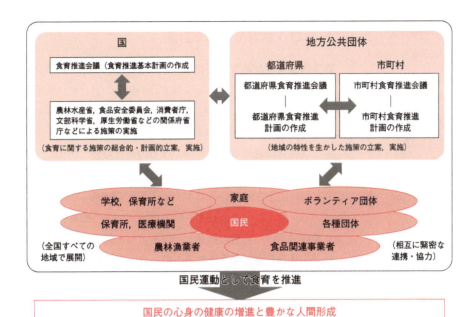

図13.4　食育を推進するための体制
内閣府，「平成26年版食育白書」より．

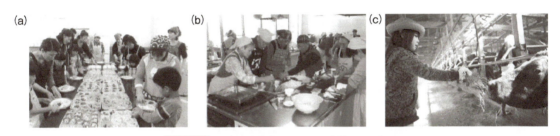

図13.5　地方公共団体などによる食育への取組み
（a）おやこの食育教室，（b）高齢者の低栄養予防教室，（c）酪農教育ファーム活動．
内閣府，「平成26年版食育白書」より．

より平成23年度〜平成27年度までの5年間を対象とし，食育の推進にあたっての基本的な方針や目標値，項目をかかげ，食育の総合的な促進に関する事項として取り組んだ．

　第2次食育推進基本計画の基本的な方針では，3つの重点課題として，ⅰ）生涯にわたるライフステージに応じた間断ない食育の推進，ⅱ）生活習慣病の予防および改善につながる食育の推進，ⅲ）家庭における共食を通じた子どもへの食育の推進，があげられた．

　2013（平成25）年12月には，**第2次食育推進基本計画**の一部改定を行い，学校給食における国産の食材を使用する割合を80%以上とする目標を追加した．

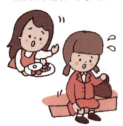

(3) 第3次食育推進基本計画

第3次食育推進基本計画では, 「"実践"の環を広げよう」をコンセプトに現在進められている. 第2次基本計画の際のコンセプトである「"周知"から"実践"へ」を引き継いでかかげられたものである. 実施期間は, 2016（平成28）年〜2020（平成32）年の5年間である.

第3次食育推進基本計画では, 5つの重点課題（表13.2）と7つの基本的な取組み方針がかかげられている. 7つの基本的方針（第12章, 表12.3参照）に示されている基本施策に加えて時事に沿った内容が盛り込まれている. 第3次計画の基本方針で特記すべき点のみを以下に示す.

① 「家庭における食育の推進」では子ども・若者の育成支援における共食などの食育推進, **ゆう活**などの**ワーク・ライフ・バランス**の推進に取り組む, としている.

② 「学校, 保育所などにおける食育の推進」では, 学校給食の充実が施策に記されたこと, 家庭や地域との連携を深めるために, 就学前の子ども

表13.2　5つの重点課題

(1) 若い世代を中心とした食育の推進
国民が生涯にわたって健全な心身を培い, 豊かな人間性を育むためには, 生涯を通じた食育を推進することが重要である. しかし, とくに20歳代および30歳代の若い世代は, 食に関する知識や意識, 実践状況などの面でほかの世代よりも課題が多いことがわかっている. このため, 若い世代を中心として, 食に関する知識を深め, 意識を高め, 心身の健康を増進する健全な食生活を実践することができるように, また, 若い世代が食に関する知識や取組みを次世代に伝えつなげていけるよう食育を推進する

(2) 多様な暮らしに対応した食育の推進
単独世帯やひとり親世帯が増えており, 家庭や個人の努力のみでは, 健全な食生活の実践につなげていくことが困難な状況もある. こうした状況を踏まえ, 子どもや高齢者を含むすべての国民が健全で充実した食生活を実現できるよう, コミュニケーションや豊かな食体験にもつながる共食の機会の提供などを行う食育を推進する

(3) 健康寿命の延伸につながる食育の推進
国民1人ひとりが生活習慣病の発症・重症化の予防や改善に向けて, 健全な食生活を実践できるよう支援するとともに, 健康寿命の延伸につながる減塩などの推進やメタボリックシンドローム, 肥満・やせ, 低栄養の予防や改善など食育を推進する

(4) 食の循環や環境を意識した食育の推進
食に対する感謝の念を深めていくために, 自然や社会環境とのかかわりのなかで, 食料の生産から消費に至る食の一連の循環を意識し, 食品ロス問題などの食品廃棄物の発生抑制などをさらに推進するなど, 環境にも配慮した食育を推進する

(5) 食文化の継承に向けた食育の推進
地場産物を生かした郷土料理やその食べ方, 食事の際の作法など, 優れた伝統的な食文化が十分に継承されず, その特色が失われつつあるため, 食育活動を通じて, 食文化に関する国民の関心と理解を深めるなどにより, 伝統的な食文化の保護・継承を推進する

に対する食育の推進に取り組むことがあげられた.

③「地域における食育の推進」では，**食育ガイド**などの活用促進のほか，健康寿命の延伸につながる食育推進，歯科保健活動における食育推進，貧困の状況にある子どもに対する食育推進，若い世代に対する食育推進，高齢者に対する食育推進，など健康日本21（第二次）施策に示された取組みも盛り込まれている.

④「食育推進運動の展開」についての方策としては，ボランティア活動など民間の取組みへの支援だけでなく表彰などについてもあげられている.

⑤「生産者と消費者との交流の促進，環境と調和のとれた農林漁業の活性化など」の方策としては，食品ロス削減を目指した国民運動の展開が明記され，食料・農業・農村基本計画の施策との整合性のある方策となっている.

⑥「食文化の継承のための活動への支援など」では，「和食」の保護と次世代への継承のための産学官一体となった取組み，地域の食文化の魅力を再発見する取組みといった各施策に取り組むことが明記されている.

⑦「食品の安全性，栄養そのほかの食生活に関する調査，研究，情報の提供および国際交流の推進」については，生涯を通じた国民の取組みの提示，食品表示の適正化の推進，を示している.

　以上の取組み方針は地方公共団体などもその推進に努めることになっている. とりわけ，共食への取組みとして，現在多くの自治体，団体，教育・保育施設などで親子クッキングやキッズクッキングなどが行われている.

　重点課題と取組み方針を実行しやすくするために，具体的な項目と数値目標を加えた計画が第3次食育推進基本計画である. 国の関連施策や健康日本21（第二次）と目標の整合性もみられ，国の健康増進・食育推進の両者一体の取組みが進められるものとなっている.

（4）第4次食育推進基本計画

　2021（令和3）年からの計画が令和2年度中に出される. 第3次食育推進基本計画の数値目標に対する達成状況は，学校給食に関する項目は改善されているが，若い世代への食育が課題となっている.

（5）食育推進地方計画

　地方公共団体は，国の食育推進基本計画を参考にし，都道府県食育推進計画や市町村食育推進計画を策定するが，義務規定ではない. 地方計画は，食育推進会議を設置して策定することもできる. 食育推進の計画づくりには，行政栄養士が作成や調整にかかわる度合いは大きい. 健康増進計画に組み入れて策定している地方公共団体もある.

ワンポイント

親子クッキング

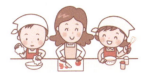

共食についての取組みとして，多くの自治体などで親子クッキングが開催されている.

検索してみよう！

第3次食育推進基本計画
厚生労働省，http://www.maff.go.jp/j/syokuiku/attach/pdf/kannrennhou-4.pdf
第4次食育推進基本計画についても調べてみよう

練習問題

→ p. 130〜132 参照

1 健康日本 21 に関する記述である. 正しいのはどれですか.
(1) 慢性閉塞性肺疾患（COPD）とロコモティブシンドロームの認知度の向上が目標にかかげられている.
(2) 栄養・食生活の目標設定では,「主食・主菜・副菜がそろった食事を増加する（1日2回以上の日がほぼ毎日の者の割合を増やす）」という目標を設定している.
(3) 健康日本 21（第二次）では, 平均寿命の延伸と健康格差の縮小を最終目標においている.
(4) 栄養・食生活の目標では,「共食の増加」をかかげている.
(5) 栄養・食生活では, 食塩や脂肪の低減は個人の努力を目標にしている.

→ p. 129, 130, 133〜137 参照

2 国の計画に関する記述である. 正しいのはどれですか.
(1) 国の第3次国民健康づくり対策が健康日本 21（第二次）にあたる.
(2) 食育推進基本計画では, 食品ロス削減, 和食の保護, 食品表示の適正化の推進の取組みが盛り込まれている.
(3) 健康格差では, 地域格差や経済格差などが課題にかかげられている.
(4) 健康日本 21（第二次）の基本方針として「心の健康」「次世代の健康」「働き盛りの健康」を推進する.
(5) 健やか親子 21 は食育推進基本計画の母子保健分野として推進されている.

演習　自身の住居地（市町村）の健康増進計画, 食育推進計画について, 計画の名称, 実施期間, 目標項目と目標数値を調べ, 国および都道府県の計画と比べてみよう.

14章

健康・栄養指導のガイドライン

・・・・・・・・・・・・・ CHAPTER GUIDANCE & KEYWORD ・・・・・・・・・・・・・

14章で学ぶこと

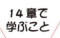

健康・栄養指導を行うためには，科学的根拠に基づき，標準化された指針が必要となります．そのために使用されるのが，健康づくりのためのガイドラインである食生活指針，妊産婦のための食生活指針，食事バランスガイド，健康な食事，健康づくりのための身体活動基準と指針，健康づくりのための休養指針，健康づくりのための睡眠指針などです．単に使えるだけでなく，それらがつくられた背景や目的そして経緯も知っておきましょう．

14章のキーワード

☐ 食生活指針　☐ 食事バランスガイド　☐ 妊産婦のための食生活指針
☐ 食事バランスガイド　☐ 健康な食事
☐ 健康づくりのための身体活動指針
☐ 健康づくりのための休養指針　☐ 健康づくりのための睡眠指針

1 食生活指針

食生活指針は，旧厚生省が，国民1人ひとりが食生活改善に取り組むよう1985（昭和60）年に**健康づくりのための食生活指針**を策定したことにはじまる．しかし，栄養素のアンバランス，食習慣の乱れ，生活習慣予防だけでなく，食料自給率や食べ残しなどの食料廃棄の増加など，さまざまな問題が生じてきた．そこで，これらの問題を踏まえた内容の**食生活指針**を2000（平成12）年に，当時の文部省，厚生省，および農林水産省が合同で策定した．策定より16年が経過し，栄養・食生活施策の新たな動きに対応するため，2016（平成28）年に食生活指針の改定を行った（図14.1）．
　食生活指針は，食料生産・流通から食卓，健康，生活の質（QOL）まで

本章の学習到達目標

S　Aに加えて，国の健康づくり計画と照らし，ガイドラインがつくられた目的や経緯を説明できる
A　Bに加えて健康づくりのガイドラインを使える知識をもっている
B　Cに加えて健康づくりのためのガイドラインを説明できる
C　健康づくりのためのガイドラインを知っている

予習・復習のポイント
【事前学習】本章のツールを厚生労働省または農林水産省 HP で調べダウンロードしておく.
【事後学習】これらのツールが策定された背景を考察しまとめておく

ワンポイント

食生活指針の種類と沿革

1990（平成 2）年には，ライフステージの特徴に合わせた「健康づくりのための食生活指針（対象特性別）」が策定された.

検索してみよう！

食生活指針

文部科学省，http://www.mext.go.jp/component/a_menu/education/detail/__icsFiles/afieldfile/2016/03/03/1367900_4.pdf
農林水産省，http://www.maff.go.jp/j/syokuiku/shishinn.html
厚生労働省，http://www.mhlw.go.jp/file/06-Seisakujouhou-10900000-Kenkoukyoku/0000129379.pdf

幅広く食生活全体を視野に入れ作成されているのが特徴である（図 14.2）. QOL の向上を重視し，バランスのとれた食事内容を中心に，食料の安定供給や食文化，環境にまで配慮し，10 項目の指針と食生活実践のための 31 項目の目標が示されている.

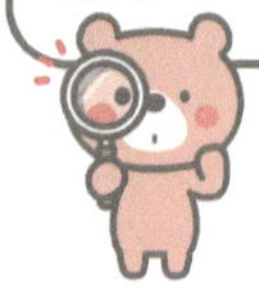

項目のなかで 1 と 10 番目は「…しましょう」と表現し，まずは健全な食生活をどう楽しむかを考え，2～9 番目の内容を実践するなかで，食生活を振り返り，改善するという PDCA サイクルの活用により，実践を積み重ねていくことをねらいとしている.

平成 28 年には次の改定のほか，表現が見直された.

- 適正体重の維持を図るため，適度な運動とバランスのよい食事の推奨について，項目の順番を変更し，若年女性のやせ，高齢者の低栄養を注意喚起
- 脂肪について，量とともに質にも配慮するよう追記
- 食塩摂取量について，日本人の食事摂取基準（2015 年版）を踏まえて目標値を変更

この改定経緯および指針項目についての解説要領がだされている．農林水産省 HP で，この解説とともに，関連するデータを多数掲載していることから，一読し十分に理解し活用されたい.

昭和60年　「健康づくりのための食生活指針」策定

国民 1 人ひとりが食生活改善に取り組むよう策定

平成 2 年　「対象特性別の食生活指針」策定

個々人の特性に応じた具体的な食生活の目標として，以下の対象特性別の指針を策定
- 成人病予防のための食生活指針
- 女性（母性を含む）のための食生活指針
- 成長期のための食生活指針
- 高齢者のための食生活指針

平成12年　「食生活指針」策定

健康・栄養についての適正な情報の不足，食習慣の乱れ，食料の海外依存，食べ残しや食品の廃棄の増加などにより，栄養バランスの偏り，生活習慣病の増加，食料自給率の低下，食料資源の浪費等の問題の解決に向け，文部省・厚生省・農林水産省の三省で新たな「食生活指針」を策定

平成17年　「食事バランスガイド」作成

食生活指針を具体的な行動に結びつけるものとして，1 日に，「何を」「どれだけ」食べたらよいかを考える際の参考として，食事の望ましい組合せとおおよその量をイラストでわかりやすく示した

平成28年　「食生活指針」改定

「食生活指針」策定から16年が経過し，その間に食育基本法の制定，「健康日本21（第二次）」の開始，平成28年 3 月には食育基本法に基づく第 3 次食育推進基本計画が作成されるなど，食生活に関する幅広い分野での動きを踏まえて改定

図 14.1　食生活指針改定の流れ

厚生労働省 HP より.

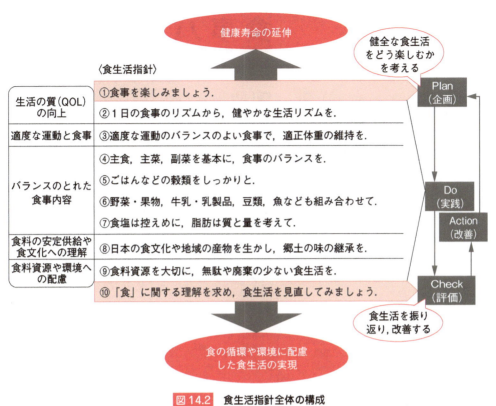

図14.2 食生活指針全体の構成

文部科学省，厚生労働省，農林水産省，食生活指針の解説要領（平成28年6月）より．

2 妊産婦のための食生活指針

妊産婦のための食生活指針は2006（平成18）年に厚生労働省で策定された．若い女性のやせや食生活の偏りなどが問題となっており，妊娠期・授乳期における望ましい食生活の実践と心身の健康を目指して9項目の指針が示されている．厚生労働省は，妊娠期の食生活指針，**体格区分別妊娠期の推奨体重増加量，妊産婦のためのバランスガイド**を1枚に記載したリーフレットを作成し，公衆栄養活動に活かせるよう，HPよりダウンロードできるようになっている．

検索してみよう！

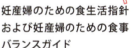
妊産婦のための食生活指針および妊産婦のための食事バランスガイド
厚生労働省，http://www.mhlw.go.jp/houdou/2006/02/dl/h0201-3b01.pdf および http://www.mhlw.go.jp/houdou/2006/02/dl/h0201-3b02.pdf

3 食事バランスガイド

食生活指針を具体的な行動に結びつけるためのツールとして2005（平成17）年に，厚生労働省と農林水産省が合同で**食事バランスガイド**を策定した（図14.3）．食事バランスガイドは，1日に「何を」「どれだけ」食べ

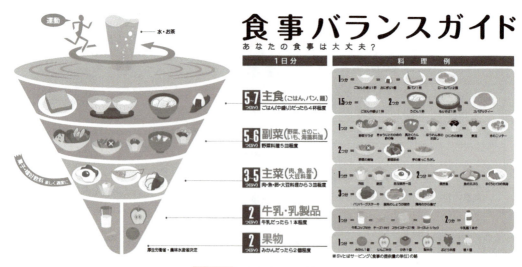

食事バランスガイド
あなたの食事は大丈夫?

図14.3 食事バランスガイド

農林水産省 HP（http://www.maff.go.jp/j/balance_guide/kakudaizu.html）より．

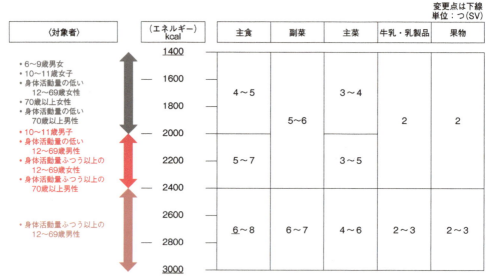

変更点は下線
単位：つ(SV)

〈対象者〉	〈エネルギー〉kcal	主食	副菜	主菜	牛乳・乳製品	果物
・6〜9歳男女 ・10〜11歳女子 ・身体活動量の低い 　12〜69歳女性 ・70歳以上女性 ・身体活動量の低い 　70歳以上男性	1400 — 1600 — 1800 — 2000	4〜5	5〜6	3〜4	2	2
・10〜11歳男子 ・身体活動量の低い 　12〜69歳男性 ・身体活動量ふつう以上の 　12〜69歳女性 ・身体活動量ふつう以上の 　70歳以上男性	— 2200 — 2400	5〜7		3〜5		
・身体活動量ふつう以上の 　12〜69歳男性	— 2600 — 2800 3000	6〜8	6〜7	4〜6	2〜3	2〜3

・1日分の食事量は，活動（エネルギー）量に応じて，各料理区分における摂取の目安〔つ(SV)〕を参考にする．
・2200±200 kcalの場合，副菜〔5〜6つ(SV)〕，主菜〔3〜5つ(SV)〕，牛乳・乳製品〔2つ(SV)〕，果物〔2つ(SV)〕は同じだが，主食の量と，主菜の内容（食材や調理法）や量を加減して，バランスの良い食事にする．
・成長期で，身体活動レベルがとくに高い場合は，主食，副菜，主菜について，必要に応じてSV数を増加させることで適宜対応する．

図14.4 食事摂取基準（2010年版）による対象者性別・年齢別，料理区分における摂取の目安量

　たらよいかが，料理単位でわかるように日本独特の"コマ"のイラストで表している．2010年版の食事摂取基準改定にともない一部変更されたが，2015年版による改定は現在公表されているものがない．

　従来は，栄養バランス重視の教育において，栄養素や食品構成で表すことが主流であった．しかし，食品構成は料理をしない人に把握しにくい．このため料理をしない人や外食の多い人でも理解できるよう，食べるとき

表 14.1	5つの料理区分における 1 SV の基準
主食	主材料の穀物に由来する炭水化物 約 40 g
副菜	主材料の野菜，きのこ，いも，豆類（大豆を除く），海藻類の重量 約 70 g（注：乾物は戻した重量で計算）
主菜	主材料の魚，肉，卵，大豆，大豆製品に由来するたんぱく質 約 6 g
牛乳・乳製品	主材料の牛乳・乳製品に由来するカルシウム 約 100 mg
果物	主材料の果物の重量 約 100 g

農林水産省 HP より．

の状態で「何を＝料理」，「どれだけ＝ SV」について食事評価や計画に活用できるツールである．

　使用にあたっては，図 14.4 で対象者の 1 日に必要なエネルギーから料理区分別 SV を確認し，料理ごとの SV 例を参考に食事評価や食事計画を行う（表 14.1）．農林水産省もしくは厚生労働省の HP から，指導に用いることのできるリーフレットやワークシートがダウンロードできるので活用されたい．

❹ 健康な食事

　健康な食事は，取り組みやすい**食環境整備**のために，栄養バランスのとれた食事を実践するためのツールとして平成 27 年度から自治体や事業者などで活用されている．健康長寿を実現するにあたって，若い世代を中心に主食・主菜・副菜のそろう食事がとられていないことが背景にある．健康な食事は，健康や栄養バランスだけでなく，おいしさや楽しみ，食料生産・流通，食文化まで，さまざまな要因から構成されているとしている．このような健康な食事のとらえ方をとりまとめたものが，**日本人の長寿を支える「健康な食事」のあり方に関する検討会報告書**（厚生労働省，平成 26 年 10 月）である．

　健康づくりのための栄養バランスを確保する観点から，主食・主菜・副菜を組み合わせた食事を実践するためのツールとして，主食・主菜・副菜を組み合わせた食事推奨のシンボルマーク（**健康な食事マーク**）がある（図 14.5）．食事バランスガイドが 1 日単位であるのに比べて，健康な食事マークは 1 食単位で用いる．マークの用い方は**生活習慣病予防その他の健康増進を目的として提供する食事の普及に係る実施の手引**に記載されている（厚生労働省の HP）．

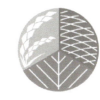

図 14.5　**健康な食事マーク**
シンボルマークのデザインは，円を三分割してシンプルな線や面で，主食・主菜・副菜の 3 つの料理を表現し，黄色が「主食」，赤色が「主菜」，緑色が「副菜」で，主食，主菜，副菜の組合せを意味している．

生活習慣病予防その他の健康増進を目的として提供する食事の目安
厚生労働省，http://www.mhlw.go.jp/file/04-Houdouhappyou-10904750-Kenkoukyoku-Gantaisakukenkouzoushinka/0000096860.pdf, p. 5

ワンポイント

身体活動

身体活動＝生活活動＋運動
身体活動…安静にしている状態よりも多くのエネルギーを消費するすべての動作
生活活動…労働，家事，通勤・通学等の日常生活における身体活動
運動…スポーツなどの体力*の維持・向上を目的とし，計画的・継続的に実施される身体活動

＊体力…スポーツ競技に関連する体力と健康に関連する体力

検索してみよう！

健康づくりのための身体活動基準 2013

厚生労働省，http://www.mhlw.go.jp/stf/houdou/2r9852000002xple-att/2r9852000002xppb.pdf

検索してみよう！

健康づくりのための身体活動指針（アクティブガイド）

厚生労働省，http://www.mhlw.go.jp/stf/houdou/2r9852000002xple-att/2r9852000002xpr1.pdf

ワンポイント

ソーシャルキャピタル

第 4 章，p. 35 参照.

5 運動基準と運動指針

　運動は，栄養，休養とともに健康の 3 本柱のうちの 1 つであり，健康づくりに欠かすことができない生活習慣である．運動づくりのための国の指針は次のような見直しを経て改定されている.

- 1989（平成元）年　「健康づくりのための運動所要量」
- 1993（平成 5 ）年　「健康づくりのための運動指針」
- 2006（平成 18）年　「健康づくりのための運動基準 2006〜身体活動・運動・体力〜」
　　　　　　　　　　「健康づくりのための運動指針 2006〜生活習慣予防のために〜（エクササイズガイド 2006〜）」
- 2013（平成 25）年　「健康づくりのための身体活動基準 2013」
　　　　　　　　　　「健康づくりのための身体活動指針 2013〜アクティブガイド〜」

（1）健康づくりのための身体活動基準 2013

　健康づくりのための身体活動基準 2013 は，2006（平成 18）年の旧基準策定後の新たな科学的根拠を取り入れ，2013（平成 25）年からの健康日本 21（第二次）を推進するために策定された．特徴としては，

- 身体活動（生活活動＋運動）全体に着目することの重要性から，「運動基準」から「身体活動基準」に名称を改めた.
- 身体活動の増加でリスクを低減できるものとして，従来の糖尿病・循環器疾患などに加え，がんやロコモティブシンドローム・認知症が含まれることを明確化し，システマティックレビューの対象疾患に追加した.
- 子どもから高齢者までの基準を検討し，科学的根拠のあるものについて基準を設定した.
- 保健指導で運動指導を安全に推進するために具体的な判断・対応の手順を示した.
- 身体活動を推進するための社会環境整備を重視し，まちづくりや職場づくりにおける保健事業の活用例を紹介した.

（2）健康づくりのための身体活動指針

　「健康づくりのための身体活動基準 2013」を国民向けにわかりやすく示したものが，「**健康づくりのための身体活動指針 2013〜アクティブガイド〜**」である．旧指針ではエクササイズ量で指針を示していたが，理解しやすい表現で，いまよりも 10 分多く体を動かすための取り組みやすい具体的な方法を提案している．身体活動を高めるには，環境づくりや仲間づく

りが重要であることも記載されており，指導者は**ソーシャルキャピタル**を意識した身体活動指導を展開していくことが必要である．

⑥ 休養指針と睡眠指針

(1) 休養指針

健康の増進をはかり，生活の質を高めるには，栄養，運動面だけでなく，休養を適切に取り入れた生活習慣を確立することが重要である．休養を適切にとることができない場合，疲労やストレスの蓄積により身体機能や栄養摂取への影響が現れ，身体や心の健康を損ない，疾病になることさえある．そこで，1994（平成6）年に厚生省（現厚生労働省）は，休養の普及啓発のために，**健康づくりのための休養指針**を策定した．

策定の趣旨では，健康づくりのための休養は2つの機能をもち（表14.2），単に心身を休める**消極的休養法**だけでなく，身体機能を動かす**積極的休養法**のほうが疲労物質は早く除去され効果的であることを受け，疲労の種類（肉体的疲労と精神的疲労）や状況に応じて，両者をうまく組み合わせ日常に取り入れるようにうたっている．

表14.2　健康づくりのための休養

休養の機能	**休む**：心身の疲労を回復し元の活力ある状態に戻す **養う**：鋭気を養い，身体的，精神的，社会的な健康能力を高める
休養方法	**消極的休養法**：安静にして身体を休めるような，睡眠や入浴，マッサージなどの休養方法 **積極的休養法**：ふだんは使わない身体機能を動かすような，軽いスポーツやリクリエーション，散歩，趣味などによる休養方法

(2) 睡眠指針

休養に必要な睡眠は生活リズムや食生活にも関係し，身体や心の健康に作用する．睡眠については厚生労働省から**健康づくりのための睡眠指針2014〜睡眠12箇条〜**が策定されている．これは，健康日本21の睡眠についての目標達成のために策定された健康づくりのための睡眠指針〜快適な睡眠のための7箇条〜（平成15年3月）を改定したものである．10年以上経過し，新しい睡眠に関する新たな知見も増えてきたため改定された．

睡眠指針2014では，ライフステージ別の特徴に合わせた，健康づくりに資する睡眠のための情報提供や，生活習慣病，うつ，睡眠時無呼吸症など，心身の健康と睡眠に関するエビデンスが多く盛り込まれていることが

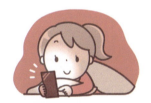

寝床でのスマホはよい眠りの妨げとなる

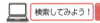

検索してみよう！

健康づくりのための睡眠指針2014：睡眠12箇条の解説
厚生労働省，http://www.mhlw.go.jp/file/06-Seisakujouhou-10900000-Kenkoukyoku/0000047221.pdf

特徴である．また，条文のほかに「12箇条の解説」で科学的根拠に基づいて，寝床での携帯電話・メール・ゲームは覚醒され夜更かしの原因になる，就寝前3〜4時間以内のカフェイン摂取は控える，眠気により仕事に問題がでる場合には30分以内の昼寝を，など科学的根拠に基づいた指導内容が示されている．

練習問題

→ p. 139〜145 参照

1 公衆栄養活動で用いるツールに関する記述である．正しいのはどれですか．
(1) 食生活指針は，食料生産・流通から食卓，健康，QOLまで幅広い内容で2000年に厚生労働省と農林水産省で策定された．
(2) 2016年改定の食生活指針ではPDCAサイクルに沿って食生活を実践することもねらいとしている．
(3) 健康な食事のマークは，1食単位で主食・主菜・副菜を組み合わせることができるようにしたものである．
(4) 「健康づくりのための身体活動基準2013」には，子どもと高齢者の基準は策定されていない．
(5) 「健康づくりのための睡眠指針2014」ではライフステージ別の特徴に合わせた睡眠に関するエビデンスをもとにつくられている．

→ p. 141〜143 参照

2 食事バランスガイドに関する記述である．正しいのはどれですか．
(1) 基本の食事バランスガイドは，2000 ± 200 kcal である．
(2) 主菜の1SVの基準は，肉・魚・卵・大豆製品に由来するたんぱく質が約4gである
(3) 牛乳・乳製品の1SVは主材料の牛乳・乳製品に由来するカルシウム量が約100 mgである
(4) 成長期で身体活動レベルがとくに高い場合などは必要に応じて主食・主菜・副菜のSVを増加させる．
(5) 策定担当省は，厚生労働省と農林水産省ならびに文部科学省である．

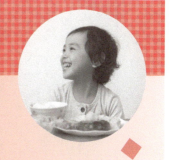

15章

諸外国の健康・栄養政策

1 世界の健康・栄養問題

（1）先進諸国および開発途上国における健康・栄養問題

2015（平成27）年の世界人口推計によると，世界の人口は，1950（昭和25）年には約25億2,500万人であったが，2015年には73億4,900万人に増え，2100年には112億に達すると見込まれている．

かつて，先進国は栄養過多による**肥満**が，開発途上国では飢餓による**低栄養**が問題とされていた．世界でおよそ9人に1人が空腹を抱えて眠りについているが（図15.1），多くの開発途上国においても，肥満が大きな健康・栄養問題となりつつある．

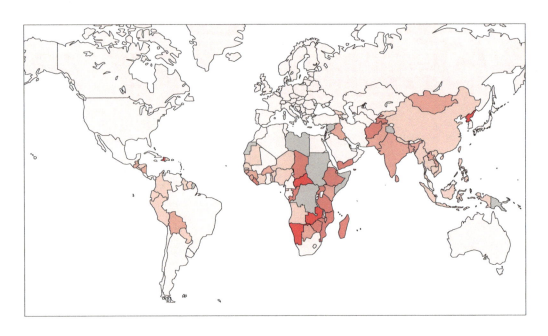

<5% とても低い	5%〜14.9% 中程度に低い
15%〜24.9% 中程度に高い	25%〜34.9% 高い
35% 以上 とても高い	データなしもしくは十分なデータなし

図 15.1 世界の飢餓マップ

FAO, "The FAO Hunger Map 2015" より.

予習・復習のポイント
【事前学習】諸外国の健康・栄養問題および栄養施策について調べておく.
【事後学習】先進諸国および開発途上国における健康・栄養問題について把握し，諸外国の栄養施策について調査しまとめる.

＊1　double burden of malnutrition

　WHO によると，1980 年〜2014 年の間に，世界的に肥満の有病率は倍増し，2014（平成 26）年には 18 歳以上の成人のうち約 19 億人が**過体重**で，このうち 600 万人以上が肥満であるという．つまり，世界の成人人口の約 13%（男性 11%，女性 15%）が肥満ということになる．栄養不足から栄養過多への移行，つまり**栄養転換**が起こっている．

　栄養転換は，① 人口転換（多産多死から少産少死への移行，高齢化など），② 疫学転換（低栄養，飢饉，衛生環境に起因する感染症から，ライフスタイルの変化に起因する慢性疾患の増加へと疾病構造が変化する現象）にともなって生じている．とくに，多くの低・中所得国においては，都市部では過剰栄養人口が増加し，農村部では依然として低栄養・微量栄養素欠乏などが多く存在するために**栄養の二重負荷**[＊1]を抱えることも多く，とくに都市部においては成人肥満だけでなく，小児肥満も増加しつつある．

(2) たんぱく質・エネルギー栄養障害（栄養失調症）

　開発途上国の子どもにおいて，重度のエネルギーやたんぱく質の**栄養失調（PEM）**がみられる．

　おもにエネルギーとたんぱく質がともに欠乏したために生じる栄養失調

PEM
protein energy malnutrition

をマラスムス[*2] という．とりわけ，十分にエネルギー摂取できない乳幼児に多く発症しやすく，重度化すると高度な発育障害と顕著な体重減少をもたらす．

　一方，おもにたんぱく質が欠乏したために生じる栄養失調をクワシオルコル[*3] という．体重は比較的軽度の減少だが，腹部膨満が特徴的な身体所見として現れる．肝臓肥大もみられ，血清アルブミン値が低下している．脱毛や皮膚症状も生じ，1歳以降に多くみられる．

(3) 三大微量栄養素欠乏

　鉄，ビタミンA，ヨウ素の欠乏は，世界の三大微量栄養素欠乏として知られており，なかでも鉄欠乏が最も多い．微量栄養素の欠乏は貧困と強く関係しているため，貧困により食物へのアクセスが困難である開発途上国で頻発している．

　1990（平成2）年の子どものための世界サミット，さらには1992（平成4）年の国際栄養会議において，開発途上国ではとくに子どもや女性にこれらの微量栄養素欠乏症が蔓延していることが指摘された．そのため，2000（平成12）年までの改善目標が提示されたが，目標達成には至らず，取組みはいまだ続けられている．

　鉄欠乏性貧血は先進諸国にもみられる微量元素欠乏症の一種である．ヘム鉄を多く含む肉や魚などの動物性食品の摂取が少なく，植物性食品をおもに食べている開発途上国でとくに多くみられる．WHOは鉄欠乏性貧血症の総数は20億人以上と推定しており，幼児や出産年齢の女性らに対して鉄のサプリメント補給を推奨している．

　ビタミンAは，視覚の健康や免疫機能，胎児の成長および発達にとって重要である．ビタミンA欠乏症は，とりわけアフリカや東南アジアに多く発生している．ビタミンAが不足すると，夜盲症や小児感染，死亡リスクを高める可能性がある．そのためユニセフ[*4] では，子どもたちに高単位ビタミンAカプセルを投与する活動を行っている．

ワンポイント

栄養転換（nutrition transition）
高脂肪（不飽和脂肪酸），高糖質，食物繊維に乏しい食事の摂取機会が増え，同時に身体活動の機会減少もともない，集団の体格組成が変化する現象．肥満が指標に用いられることが多い．

＊2　marasmus
＊3　kwashiorkor

＊4　United Nations Children's Fund，国際連合児童基金

ヨウ素は，甲状腺ホルモンの重要な構成要素である．甲状腺ホルモンは人体の代謝状態維持と子どもの正常な発育や発達に必要であるため，ヨウ素の欠乏は，脳へのダメージと知的発育遅滞の最大の要因となる．妊婦のヨウ素欠乏は，胎児の発育の遅れや知的発育の不可逆的遅滞につながる可能性があるばかりか，死産や流産のリスクも高める．この欠乏症を防ぐため，海外では，食卓塩にヨウ素を添加している．

(4) アメリカの栄養政策

NCD
Non-Communicabke Diseases

多くの先進国では，**非感染性疾患**（NCD）が大きな健康・栄養問題となっている．**NCD** とは，心臓血管病，悪性新生物，慢性肺疾患，糖尿病などの総称である．これらは，不健康な食事や運動不足，喫煙，過度の飲酒などの生活習慣が共通の原因であり，生活習慣の改善により予防できる．アメリカの死因別死亡率をみると，循環器系疾患，悪性新生物，呼吸器系の疾患（気管支炎，ぜんそく，肺気腫，**COPD** など）の順に多く，NCD で占められていることがわかる（図 15.2）．

COPD
Chronic Obstructive Pulmonary
Disease

＊ Dietary Goals

心疾患者の増加とともに医療費が増大したために，1977（昭和 52）年，アメリカ上院栄養問題特別委員会は，食事改善目標＊，別名**マクガバン報告**を発表した．この報告は，アメリカ国民の食生活を改善するために，肉，卵，乳製品，砂糖などの摂取を控え，穀物中心の食事にするように提案をしたものであった．さらに，個人の生活習慣の改善を目指す国民的な健康施策として，米国保健福祉省（**HHS**）は，**ヘルシーピープル**（Healthy People）を策定した．わが国の健康日本 21 は，このヘルシーピープルを

HHS
United States Department of
Health and Human Services

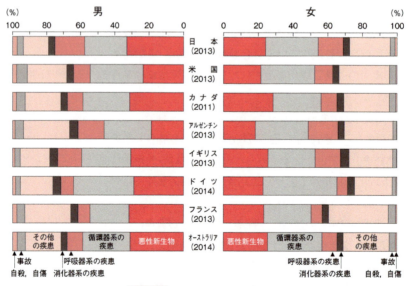

図 15.2 諸外国の死因別死亡率

総務省統計局，「世界の統計 2017」，p. 250（http://www.stat.go.jp/data/sekai/pdf/2017al.pdf#page=256）より．

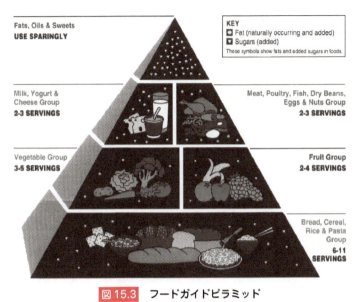

KEY
☐ Fat (naturally occurring and added)
◤ Sugars (added)
These symbols show fats and added sugars in foods.

Fats, Oils & Sweets
USE SPARINGLY

Milk, Yogurt &
Cheese Group
2-3 SERVINGS

Meat, Poultry, Fish, Dry Beans,
Eggs & Nuts Group
2-3 SERVINGS

Vegetable Group
3-5 SERVINGS

Fruit Group
2-4 SERVINGS

Bread, Cereal,
Rice & Pasta
Group
**6-11
SERVINGS**

図 15.3 フードガイドピラミッド

USDA（http://www.cnpp.usda.gov/food-guide-pyramid-graphic-resources）より.

参考にして策定された.

現在は**ヘルシーピープル 2020** が施行されており，分野ごとの目標値が設定され，2020 年まで 10 年間実施される．健康日本 21（第二次）の「栄養と食生活」に相当する，「栄養・体重状態」（Nutrition and Weight Status）という分野があり，22 の目標が設定されている．なお，ヘルシーピープル 2020 には思春期の健康，血液疾患と血液の安全，睡眠に関する健康など，現在から将来にわたってアメリカ人が抱えるテーマが追加された.

また，1980（昭和 55）年以降，HHS と米国農務省（**USDA**）は 5 年ごとに**アメリカ人のための食生活指針**を公表している．この指針には，健康維持のために，日常の食生活において摂取を推奨するまたは控えるべき品目や栄養素が記載されている．また，この食生活指針を受けて，実践に移すためのツールとして，1992 年に**フードガイドピラミッド**が開発された（図 15.3）．これに代わるものとして，2005 年に栄養バランスと毎日の運動の重要性を示した**マイピラミッド**（図 15.4）が，2011（平成 23）年に 5 つの食品群の取り方を示した**マイプレート**（図 15.5）が策定された.

USDA
United States Department of Agriculture

② 国際機関の健康・栄養施策

公衆栄養活動に関係する国際的な栄養行政組織には，**世界保健機構**（**WHO**），**国連食糧農業機関**（**FAO**），国連世界食糧計画（WFP），国連児童基金（UNICEF）などがある.

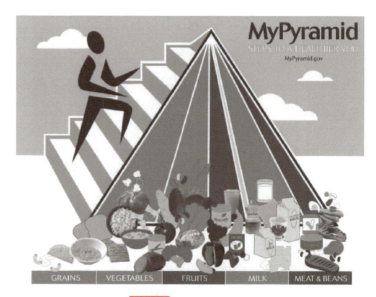

図 15.4　マイピラミッド

USDA（http://www.cnpp.usda.gov/mypyramid-graphics）より.

【英語版】

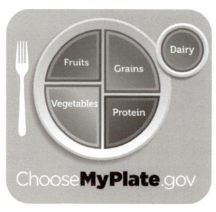

【日本語版】

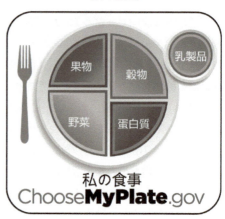

図 15.5　マイプレート

USDA（http://www.choosemyplate.gov/myplate-graphic-resources）より.

（1）WHO とは

WHO[*1] は, すべての人びとが可能な最高の健康水準に到達することを目的とする国際連合の専門機関であり, 本部はスイスのジュネーヴにある. 1948（昭和 23）年の設立以来, 女性や児童の厚生, 医学教育などを担ってきた.

現在の加盟国は 194 カ国であり, わが国は 1951（昭和 26）年 5 月に加盟した. 加盟国は, 6 つの地域（アフリカ, 米州, 南東アジア, 欧州, 東地中海, 西太平洋地域）のいずれかに属しており, 日本は西太平洋地域

（30 加盟国，マニラに事務局）に所属している．

（2）WHO 憲章における健康の定義

　WHO 憲章では，健康を次のように定義している．「Health is a state of complete physical, mental and social well-being and not merely the absence of disease or infirmity.（健康とは，単に疾病でない，虚弱でないということではなく，身体的，精神的にも，社会的にも，完全に良好な状態であること）」としている．この定義は健康を幅広くとらえており，WHO が医療に限定されず，幅広い分野で人びとの健全で安心安全な生活を確保するための取組みを行う礎（いしずえ）となっている．

（3）アルマ・アタ宣言（プライマリヘルスケア）

　WHO は，1978（昭和 53）年にアルマ・アタで開催された国際会議において，**アルマ・アタ宣言**を採択した．これは，**プライマリヘルスケア**（**PHC**）の大切さを明確に示した最初の国際宣言であり，「すべての人に健康を」（**HFA**）という理念を打ちだした．

　また，WHO は，PHC の目標達成のための 5 原則として，① 地域保健活動は住民のニーズに基づくこと，② 地域資源の有効活用，③ 住民参加，④ ほかのセクター（農業，教育，通信，建設，水など）との協調および統合，⑤ 適正技術の使用（⑤は②のなかに含めることもある）をかかげている．

PHC
primary health care

HFA
Health For All

（4）ヘルスプロモーション

　ヘルスプロモーション[*2]とは，1986 年の**オタワ憲章**において，WHO が打ちだした 21 世紀の健康戦略であり，「人びとが自らの健康とその決定要因をコントロールし，改善することができるようにするプロセス」と定義している．「すべての人びとがあらゆる生活舞台（労働・学習・余暇そして愛の場）で健康を享受することのできる公正な社会の創造」を健康づくり戦略の目標としているが，目標実現のための活動方法として，① 健康的な政策づくり，② 健康を支援する環境づくり，③ 地域活動の強化，④ 個人の技術の開発，⑤ ヘルス・サービスの方向転換，という 5 項目も示した．この 5 項目は，健康都市や包括的学校保健活動など，WHO が実施している世界規模のヘルスプロモーション活動の基盤をなしている．

＊2　health promotion

 ワンポイント

オタワ憲章
1986（昭和 61）年，カナダのオタワにおいて第 1 回世界ヘルスプロモーション会議が開催され，その成果がオタワ憲章としてまとめられた．

（5）WHO の健康・栄養に関する世界戦略

　WHO における**栄養教育**は，もともとは貧しい国の子どもや母親などの栄養失調改善を目的としたものが主体であった．しかし，近年は食の変化，長年にわたる食事の不摂生，栄養のアンバランス，および運動不足によっ

てもたらされる肥満，がん，糖尿病などの非感染性疾患が先進国，発展途上国ともに増加していることから，これまでとは異なるタイプの栄養失調改善を目的にする教育も同様に急務となっている．

WHO はそのような背景を踏まえ，2004（平成 16）年に，「食事，身体活動と健康に関する世界戦略（**DPAS**）」を発表した．この世界戦略において，非感染性疾患の世界的負担と，健康的な食事・栄養，身体活動がどのように非感染性疾患を予防および制御できるかを説明している．食品からの砂糖，脂肪，食塩を制限し，果物，野菜，豆類，全粒穀物，ナッツの摂取を増やすよう提唱している．そして，成人における定期的な**身体活動**は，高血圧，冠状動脈性心疾患，脳卒中，糖尿病，乳がんおよび結腸がん，うつ病や転倒の危険のリスクを減らすことなども述べている．WHO では，定期的に DPAS に基づいた情報発信を行っている．

DPAS
2004 Global Strategy on Diet, Physical Activity and Health

また，「たばこ規制枠組み条約」が採択された 2003（平成 15）年頃から，WHO ではアルコールをめぐる議論が高まり，2010（平成 22）年 5 月の第 63 回 WHO 総会において，「アルコールの有害な使用を低減するための世界戦略」が全会一致で採択された．アルコールは，非伝染性疾患の 4 つの主要なリスクファクター（タバコ，食事，身体運動，アルコール）の一つであり，互いに関連がある．世界的に 330 万人がアルコールの有害な使用によって死亡し，全死亡者の 5.9％を占めていることが WHO によって報告されている．

この世界戦略において，国の行動として取りうる政策の選択肢と介入策として，① リーダーシップ，自覚，コミットメント，② 保健医療サービスの対応，③ 地域社会の活動，④ 飲酒運転政策と対応策，⑤ アルコールの入手性，⑥ アルコール飲料のマーケティング，⑦ 価格設定政策，⑧ 飲酒およびアルコール酩酊による悪影響の低減，⑨ 違法または非公式に製造されたアルコールが公衆衛生に与える影響の低減，⑩ モニタリングと監視，の 10 項目を推奨目標領域としてかかげている．

(6) FAO とは

FAO
Food and Agriculture Organization of the United Nations

国際連合食糧農業機関（**FAO**）は，世界の農林水産業の発展と農村開発に取り組む国連の専門機関である．人びとが健全で活発な生活を送るために十分な量・質の食料への定期的アクセスを確保し，すべての人びとの食料安全保障を達成することを目的として，1945（昭和 20）年 10 月 16 日に設立された．わが国は 1951（昭和 26）年に加盟しており，現在 196 カ国（2 準加盟国含む）と EU（欧州連合）が加盟している．

＊ Food Security

食料安全保障＊とは，すべての人が，常に活動的・健康的生活を営むために必要となる，必要十分で安全で栄養価に富み，かつ食物の嗜好を満たす食料を得るための物理的・社会的・経済的アクセスができることである．

飢餓と貧困を終わらせるという FAO の目標の達成のために，① 飢餓・食料不安・栄養不良の撲滅支援，② 農林水産業の生産性・持続性の向上，③ 農村の貧困削減，④ 包括的かつ効率的な農業・食料システム，⑤ 災害に対する生計の**リジリエンス**の強化，という 5 つの戦略目標をかかげ，より効率的な運営を目指している．

(7) FAO の栄養・食糧政策

FAO は，国際条約などの執行機関としての国際的ルールを策定している．消費者の健康の保護および食品の公正な貿易の確保などを目的として，1963（昭和 38）年に WHO と合同でコーデックス（**CODEX**）委員会を設置した．これは，**国際食品規格（コーデックス規格）**の策定などを行う国際的な政府間機関であり，わが国は 1966（昭和 35）年より加盟している．食品添加物，食品汚染物質，食品表示など，食品全般に適用できる規格基準の設定や，油脂部会，生鮮果実・野菜部会など部会ごとに個別品目の規格について検討を行っている．

また，世界の食料・農林水産物に関する情報の収集・伝達，調査分析および各種統計資料の作成を行っており，「世界食料農業白書」を毎年公表している．そのほか，国際的な協議の場の提供や，開発途上国に対する技術助言・技術協力を行っている．

国連総会は，2016 年～2025 年までを，国連「Decade of Action on Nutrition（栄養に関する行動の 10 年）」とすることを宣言したが，FAO は栄養に向けた国際的な取組みを活性化させることを，WHO や WFP（国連世界食糧計画），IFAD（国際農業開発基金），および UNICEF（国連児童基金）などと共同して推進していく姿勢を打ちだしている．

 ワンポイント

リジリエンス

復元力，精神的回復力，弾力，抵抗力の意．困難な状況にもかかわらず，しなやかに適応して生き延びる力という自発的治癒力をいう．

CODEX

FAO および WHO が策定する国際食品規格のこと．

→ p. 139〜145 参照

1 諸外国の健康・栄養問題に関する記述である．正しいのはどれですか．
(1) 開発途上国には肥満の問題は存在しない．
(2) 先進国では，非感染性疾患が大きな健康・栄養問題となっている．
(3) 鉄，ビタミンC，ヨウ素の欠乏は，世界の三大微量栄養素欠乏である．
(4) おもにたんぱく質が欠乏したために生じる栄養失調をマラスムスという．
(5) WHOは，すべての人びとの食料安全保障を達成することを目的としている．

→ p. 152, 153 参照

2 WHOに関する記述である．正しいのはどれですか．
(1) 世界の農林水産業の発展と農村開発に取り組む国連の専門機関である．
(2) 日本は南東アジア地域に所属している．
(3) アルマ・アタ宣言においてヘルスプロモーションを提唱した．
(4) 2004年に「食事，身体活動と健康に関する世界戦略」を発表した．
(5) 本部はニューヨークにある．

演習

諸外国の健康・栄養問題と日本の健康・栄養問題を比べよう．

15
章

参考書・参考情報

【1章】

厚生労働省，平成 23 年版厚生労働白書.

農林水産省，第 3 次食育推進基本計画.

厚生労働統計協会 編，「厚生の指標」.

厚生労働統計協会 編，「国民衛生の動向（厚生の指標増刊）」.

医療情報科学研究所 編，『公衆衛生がみえる 2016-2017』，メディックメディア（2016）.

（一社）全国栄養士養成施設協会，（公社）日本栄養士会 監，井上浩一，草間かおる，村山
　伸子 著，『公衆栄養学（第 6 版）』〈サクセス公衆栄養学管理栄養士講座〉，第一出版
　（2017）.

【3章】

一般財団法人 厚生労働統計協会，「国民衛生の動向 2017/2018 年版」（2017）.

一般財団法人 厚生労働統計協会，「図説　国民衛生の動向 2016/2017」（2016）.

柳川　洋，中村好一 編，『公衆衛生マニュアル 2017』，南山堂（2017）.

中原澄男，梶本雅俊 編，『公衆栄養マニュアル（第 2 版）』，南山堂（2008）.

農林水産省，平成 28 年度 食育白書.

内閣府，平成 20 年版国民生活白書.

内閣府，平成 29 年版子供・若者白書.

内閣府，平成 29 年版少子化社会対策白書.

内閣府，平成 29 年版高齢社会白書.

【4章】

厚生労働省，「地域における行政栄養士による健康づくりおよび栄養・食生活の改善につ
　いて」（平成 25 年 3 月）.

厚生労働省，「地域における行政栄養士による健康づくりおよび栄養・食生活の改善の本
　指針を実践するための資料集」.

厚生労働省，「特定給食施設における栄養管理に関する指導及び支援について」.

独立行政法人 国立健康・栄養研究所と社団法人日本栄養士会，「災害時の栄養・食生活支
　援マニュアル」（平成 23 年 4 月）.

【5章，6章，7章】

厚生労働統計協会 編，「厚生の指標」.

厚生労働統計協会 編，「国民衛生の動向（厚生の指標増刊）」.

医療情報科学研究所 編，『公衆衛生がみえる 2016-2017』，メディックメディア（2016）.

【8章】

厚生労働省，国民栄養調査，国民健康・栄養調査（昭和 20〜平成 27 年）.

厚生労働省，「日本人の食事摂取基準（2015 年版）策定検討会」報告書.

（一社）全国栄養士養成施設協会，（公社）日本栄養士会 監，井上浩一，草間かおる，村山
　伸子 著，『公衆栄養学（第 6 版）』〈サクセス公衆栄養学管理栄養士講座〉，第一出版
　（2017）.

厚生労働省，「日本人の食事摂取基準（2015 年版）」.

菱田　明，佐々木敏 監，『日本人の食事摂取基準 ［2015 年版]』，第一出版（2014）.

食事摂取基準の実践・運用を考える会 編，『日本人の食事摂取基準（2015 年版）の実践・
　運用 第 2 版』，第一出版（2016）.

【9章】

厚生労働省，国民栄養調査，国民健康・栄養調査（昭和20～平成27年）．

厚生労働省，平成21年度全国家庭児童調査．

農林水産省，平成27年度食料需給表．

菱田　明，佐々木敏　監，『日本人の食事摂取基準［2015年版］』，第一出版（2014）．

食事摂取基準の実践・運用を考える会　編，『日本人の食事摂取基準（2015年版）の実践・運用　第2版』，第一出版（2016）．

【10章】

菱田　明，佐々木敏　監，『日本人の食事摂取基準［2015年版］』，第一出版（2014）．

食事摂取基準の実践・運用を考える会　編，『日本人の食事摂取基準（2015年版）の実践・運用　第2版』，第一出版（2016）．

厚生労働省HP，http://www.mhlw.go.jp/

総務省統計局HP，http://www.stat.go.jp/

内閣府HP，http://www.cao.go.jp/

公益社団法人　日本栄養士会HP，https://www.dietitian.or.jp/

【11章】

菱田　明，佐々木敏　監，『日本人の食事摂取基準［2015年版］』，第一出版（2014）．

食事摂取基準の実践・運用を考える会　編，『日本人の食事摂取基準（2015年版）の実践・運用　第2版』，第一出版（2016）．

農林水産省HP，http://www.maff.go.jp/

【12章】

厚生労働省，健康増進法．

【13章】

厚生労働統計協会　編，「厚生の指標」．

厚生労働統計協会　編，「国民衛生の動向（厚生の指標増刊）」．

医療情報科学研究所　編，『公衆衛生がみえる2016-2017』，メディックメディア（2016）．

内閣府，食育白書．

【14章】

文部科学省，厚生労働省，農林水産省，食生活指針の解説要領（平成28年6月）．

厚生労働省，日本人の長寿を支える「健康な食事」のあり方に関する検討会報告書（平成26年10月）．

【15章】

菱田　明，佐々木敏　監，『日本人の食事摂取基準［2015年版］』，第一出版（2014）．

食事摂取基準の実践・運用を考える会　編，『日本人の食事摂取基準（2015年版）の実践・運用　第2版』，第一出版（2016）．

World Food Programme HP，http://www1.wfp.org/

総務省統計局HP，http://www.stat.go.jp/

USDA（米国農務省）HP，https://www.usda.gov/

WHO（世界保健機関）HP，http://www.who.int/en/

FAO（国連食糧農業機関）HP，http://www.fao.org/home/en/

用 語 解 説

JAS 法
日本農林規格（Japanese Agricultural Standard）．農林物資の規格化などに関する法律．JAS 規格の対象は，モノ（農林水産物・食品）の品質，モノの「生産方法」（プロセス），「取扱方法」（サービスなど），「試験方法」．

栄養機能食品
１日に必要な栄養成分（ビタミン，ミネラルなど）が不足しがちな場合，その補給・補完のために利用できる食品．すでに科学的根拠が確認された栄養成分を一定の基準量含む食品であれば，とくに届出などをしなくても，国が定めた表現によって機能性を表示することができる．

栄養ケア・ステーション
食育の推進とも連携したポピュレーションアプローチ活動を展開し，栄養ケアを提供する地域密着型拠点．

栄養転換
栄養不足から栄養過多への移行．

エネルギー調整
エネルギー摂取量の多い集団と少ない集団を比較する際，栄養素摂取量を単純に比較できないため，両集団が同じエネルギー摂取量であるように調整すること．

エンパワーメント
自己管理能力もしくはそれを獲得する過程のこと．公衆栄養活動分野では，個人や集団地域が健康を維持し好ましい状態へと自己管理していこうとする力のことをいう．

機能性表示食品
事業者の責任において，科学的根拠に基づいた機能性を表示した食品．販売前に安全性および機能性の根拠に関する情報などが消費者庁長官へ届け出られたもの．ただし，特定保健用食品とは異なり，消費者庁長官の個別の許可を受けたものではない．

共 食
家族や友人など誰かと食事をともにすること．

クワシオルコル
おもにたんぱく質が欠乏して生じる栄養失調．

健康寿命
健康上の問題で日常生活が制限されることなく生活できる期間．

合計特殊出生率（粗再生産率）
15～49 歳までの女性の年齢別出生率を合計したもの．
１人の女性がその年齢別出生率で一生の間に生むとしたときの子どもの数に相当する．
年齢別女子の出生数／年齢別女子の人口

公衆栄養マネジメント
地域社会の人びとの健康づくりのための栄養啓発活動を行う計画実施の運営管理のこと．

公衆疫学
どのような栄養状態や食生活が，どういった人の健康に影響を与えるのかを確認し，その結果から望ましい栄養改善のための対策を講じる学問．

国民健康・栄養調査
健康増進法に基づいて実施されている標本調査．国民の健康増進を総合的に促進するための基礎資料を得ることを目的に，国民の身体状況，栄養摂取量，および生活習慣の状況を明らかにしている．

コミュニティ・オーガニゼーション
地域住民が主体的に組織的な活動を行うこと．

システマティックレビュー
科学的根拠を求めるために，既存文献を調査しバイアスなどを取り除いて分析を行うこと．

受動喫煙
喫煙者が吸うたばこの煙をその周囲の人びとが自分の意思とは関係なく吸い込んでしまうこと．喫煙者本人が吸い込む主流煙よりも，たばこの先端部から立ち上る副流煙のほうが有害物質が多く含まれている．

純再生産率
下記計算式の 15～49 歳までの合計．
年齢別女子の，母親の年齢に達するまで生きられる女児の出生数／年齢別女子の人口．

食事調査
個人や集団の食物や栄養素などの摂取量についての調査．

食生活改善推進員（ヘルスメイト）
地域住民とともに食生活を通じて健康づくりを推進することを目的としたボランティア．

食料自給力
農林水産業がもつ食料の潜在生産能力を表したもの．

人口と人口割合
０～14 歳を年少人口，15～64 歳を生産年齢人口，65 歳以上を老年人口という．
また，全人口に対する割合として，０～14 歳を年少人口割合，15～64 歳を生産年齢人口割合，65 歳以上を老年人口割合という．
老年人口割合が７％を超えると高齢化社会，14％を超えると高齢社会，21％を超えると超高齢社会という．

人口に関する指数
年少人口指数＝年少人口／生産年齢人口× 100　人口の

若年化の程度をみる指標の一つ.

老年人口指数＝老年人口／生産年齢人口×100　人口の高齢化の程度をみる指標の一つ.

従属人口指数＝（年少人口＋老年人口）／生産年齢人口×100　働き手である生産年齢人口100人が年少者と高齢者を何人支えているかを示す.

老年化指数＝老年人口／年少人口×100　人口の高齢化の程度をみる指標の一つで，老年人口指数よりも高齢化の程度を敏感に示す指標として用いられる.

推奨量（RDA）
EARを補助する指標．ほとんどの人が充足している量.

推定平均必要量（EAR）
摂取不足の回避を目的とする指標．半数の人が必要量を満たす量.

生活習慣病
食・運動習慣，休養，喫煙，飲酒などの生活習慣がその発症・進行に深く関係する疾患群.

生産年齢人口割合
総人口に占める生産年齢人口（15〜64歳）の割合．少子高齢社会では，この割合が年々低下していくことになる.

総再生産率
下記計算式の15〜49歳までの合計.

1人の女子が生涯に産む平均女児数．現在の世代の人口が人口を再生産する力をどれだけもっているかということの一つの指標となる.

年齢別女子の女児出生数／年齢別女子の人口

ソーシャルキャピタル
社会的なつながりや社会全体の人間関係の豊かさといった，地域の結束力を表す．ソーシャルキャピタルが高い地域に住んでいる人ほど，健康度が高い.

耐容上限量（UL）
過剰摂取による健康障害回避を目的とした指標.

中食
市販の弁当やそう菜，家庭外で調理・加工された日もちのしない食品を家庭や職場・学校などでそのまま食べること.

日間変動
日による変動.

年少人口割合
総人口に占める年少人口（15歳未満）の割合．先進国ではこの割合が小さく，発展途上国では大きくなる傾向がある.

ハイリスクアプローチ
血圧値，結清脂質値，血糖値，肥満度などを指標とし，数値が不良なハイリスク者を早期発見し，保健指導や薬物治療などを行うこと.

曝露要因
ある疾患や健康事象を発生させる要因のこと.

プリシード・プロシードモデル
地域の特徴を調査し，課題を抽出し現実に即した具体的な計画を，科学的根拠に基づいて立案，実施，評価を行う理論モデル.

ヘルスプロモーション
1986年にWHOがオタワ憲章において提唱した戦略．「人びとが自らの健康をコントロールし，改善することができるようにするプロセス」と定義されている.

ポピュレーションアプローチ
集団の危険因子の分布を全体として良好な方向にシフトさせる対策のこと.

マラスムス
エネルギーとたんぱく質がともに欠乏して生じる栄養失調.

目安量（AI）
一定の栄養状態を維持するのに十分な量．十分な科学的根拠が得られず，EARとRDAが設定できない場合に使われる指標.

目標量（GD）
生活習慣病予防のために現在の日本人が当面の目標とすべき摂取量.

老年人口割合
総人口に占める老年人口（65歳以上）の割合．少子高齢社会では，この割合が年々上昇していくことになる.

ロコモティブシンドローム
運動器の障害により，要介護となるリスクの高い状態になること.

索　引

さ

索引

著者紹介

黒川　通典（くろかわ　みちのり）
摂南大学農学部食品栄養学科教授
博士（保健学）
担当箇所　1.1節, 1.2節, 5章〜7章, 13.3節, 編集

森　久栄（もり　ひさえ）
大阪夕陽丘学園短期大学食物栄養学科教授
博士（健康学）
1.3節, 4章, 12章, 13.1節, 13.2節, 14章, 編集

今中　美栄（いまなか　みえ）
島根県立大学看護栄養学部健康栄養学科教授
修士（社会健康医学）
担当箇所　2章, 3章

中村　絵美（なかむら　えみ）
羽衣国際大学人間生活学部食物栄養学科教授
博士（保健学）
担当箇所　8章〜11章, 15章

〈はじめて学ぶ〉健康・栄養系教科書シリーズ❶❷　**公衆栄養学**
人びとの健康維持・増進のために

第1版　第1刷　2017年9月30日
　　　　第7刷　2024年3月1日

著　　　者　　黒川　通典
　　　　　　　森　　久栄
　　　　　　　今中　美栄
　　　　　　　中村　絵美
発　行　者　　曽根　良介
発　行　所　　㈱化学同人
〒600-8074　京都市下京区仏光寺通柳馬場西入ル
編集部　TEL 075-352-3711　FAX 075-352-0371
営業部　TEL 075-352-3373　FAX 075-351-8301
　　　　　　　　振　替　01010-7-5702
e-mail　webmaster@kagakudojin.co.jp
URL　https://www.kagakudojin.co.jp
印刷・製本　㈱ウイル・コーポレーション

Printed in Japan　©M. Kurokawa, H. Mori *et al.* 2017　　無断転載・複製を禁ず　　ISBN978-4-7598-1861-1
乱丁・落丁本は送料小社負担にてお取りかえいたします.